Ratgeber Übergewicht und Adipositas

Ratgeber zur Reihe Fortschritte der Psychotherapie
Band 35

Ratgeber Übergewicht und Adipositas

von Prof. Dr. Anja Hilbert, Dr. Anne Brauhardt
und Prof. Dr. Simone Munsch

Herausgeber der Reihe:

Prof. Dr. Kurt Hahlweg, Prof. Dr. Martin Hautzinger,
Prof. Dr. Jürgen Margraf, Prof. Dr. Winfried Rief

Begründer der Reihe:

Dietmar Schulte, Klaus Grawe, Kurt Hahlweg, Dieter Vaitl

Anja Hilbert
Anne Brauhardt
Simone Munsch

Ratgeber Übergewicht und Adipositas

Informationen für Betroffene und Angehörige

hogrefe

Prof. Dr. Anja Hilbert, geb. 1967. Seit 2011 Professorin für Verhaltensmedizin, stellvertretende wissenschaftliche Leiterin des Integrierten Forschungs- und Behandlungszentrums AdipositasErkrankungen an der Universitätsmedizin Leipzig und psychologische Leiterin der dortigen interdisziplinären Ambulanz.

Dr. Anne Brauhardt, geb. 1986. 2011–2015 wissenschaftliche Mitarbeiterin am Integrierten Forschungs- und Behandlungszentrum AdipositasErkrankungen an der Universitätsmedizin Leipzig. Seit 2015 Tätigkeit in einer Psychosomatischen Rehabilitationseinrichtung.

Prof. Dr. Simone Munsch, geb. 1970. Seit 2011 Ordinaria für Klinische Psychologie und Psychotherapie am Departement für Psychologie der Universität Fribourg und Leiterin des „Zentrums für Psychotherapie“ am Zentrum für Beratung und Therapie des Familieninstituts der Universität Fribourg.

Bibliografische Information der Deutschen Nationalbibliothek

Die Deutsche Nationalbibliothek verzeichnet diese Publikation in der Deutschen Nationalbibliografie; detaillierte bibliografische Daten sind im Internet über http://dnb.dnb.de abrufbar.

Hogrefe Verlag GmbH & Co. KG
Merkelstraße 3
37085 Göttingen
Deutschland
Tel.: +49 551 999 50 0
Fax: +49 551 999 50 111
E-Mail: verlag@hogrefe.de
Internet: www.hogrefe.de

Umschlagabbildung: © antiksu – Fotolia.com
Satz: ARThür Grafik-Design & Kunst, Weimar
Druck: Media-Print Informationstechnologie, Paderborn
Printed in Germany
Auf säurefreiem Papier gedruckt

1. Auflage 2017

(E-Book-ISBN [PDF] 978-3-8409-2761-4; E-Book-ISBN [EPUB] 978-3-8444-2761-5)
ISBN 978-3-8017-2761-1
http://doi.org/10.1026/02761-000

Inhalt

Vorwort

Fallbeispiel

Gabriele S. ist Mitte 40 und lebt mit ihrem Mann nach dem Auszug der erwachsenen Tochter im Randbezirk einer Großstadt. Bei ihrer letzten Vorsorgeuntersuchung wurde sie von ihrem Hausarzt auf ihr deutliches Übergewicht angesprochen. Der Arzt führte dabei an, dass ihre fast 100 kg Körpergewicht für eine Größe von knapp 1,70 m zu gesundheitlichen Beschwerden führen können, wenn sie nicht bald beginnen würde, mehr auf sich zu achten und ihr Gewicht zu reduzieren. Zwar seien in der aktuellen Laboruntersuchung noch keine auffälligen Werte festgestellt worden, dies sei jedoch „nur eine Frage der Zeit" – wie es der Arzt ausdrückte.

Am Abend nach dem Arztbesuch kommt Gabriele S. ins Nachdenken. Wenn sie zurückblickt, wird ihr bewusst, dass sie schon immer „mollig" war – auch als Kind und Jugendliche. Nach der Geburt ihrer Tochter vor fast 25 Jahren konnte sie zunächst ein Gewicht von etwa 75 kg halten, welches sich jedoch im Verlauf der kommenden Jahre immer mehr nach oben bewegt hatte. Einen deutlichen Sprung auf der Waage erlebte sie nach dem Auszug des Kindes. Seitdem wurde sie von mehreren Personen aus ihrer Umgebung wie einer engen Freundin sowie ihrem Mann und zuletzt vom Hausarzt wiederholt auf ihr Gewichtsproblem angesprochen, da sie sich Sorgen um sie machen würden. Dass es einer Behandlung ihres Übergewichts bedarf, wollte Gabriele S. bisher nicht wahrhaben. Sicherlich fühlte sie sich schon seit einigen Jahren nicht mehr besonders wohl in ihrem Körper. Aber die zahlreichen Diäten, die sie im Laufe ihres Lebens probiert hatte, zeigten alle nur kurzfristige Erfolge und führten in der Folge jeweils zum bekannten „Jojo-Effekt".

Wie im obigen Beispiel von Gabriele S. beschrieben, geht es fast jedem vierten Erwachsenen in Deutschland und jedem fünften Erwachsenen in Österreich und der Schweiz – sie leiden unter Adipositas, einer über das

Normalmaß hinausgehenden Vermehrung des Körperfetts. Wurden auch Sie bereits von einem Arzt, von Familienmitgliedern, Freunden oder Kollegen oder gar von fremden Personen (z. B. auf der Straße oder beim Einkaufen) als „übergewichtig“ oder „adipös“ bezeichnet? Oder sind Sie ein Angehöriger einer Person, welche unter starkem Übergewicht oder Adipositas leidet?

Der vorliegende Ratgeber richtet sich in erster Linie an Menschen, die unter Adipositas, d. h. starkem Übergewicht, leiden. Zunächst möchten wir Ihnen Informationen zum Verständnis der Adipositas geben. Dies beinhaltet eine Beschreibung von typischen Merkmalen und körperlichen sowie psychischen Begleiterscheinungen. Darüber hinaus liefern wir Ihnen Erklärungen zur Entstehung der Adipositas. Im Anschluss werden wir Ihnen Möglichkeiten zur Behandlung und erste Schritte zur selbstständigen Bewältigung der Adipositas aufzeigen. Die Anregungen, die wir Ihnen in diesem Ratgeber geben, entsprechen dem Vorgehen der multimodalen Verhaltenstherapie. Deren Wirksamkeit bei der Behandlung von Adipositas konnte in mehreren Studien nachgewiesen werden (vgl. Munsch & Hilbert, 2015). Zudem erhalten Sie Informationen zu weiterführenden Behandlungen. Der Ratgeber richtet sich auch an Angehörige von Menschen mit Adipositas. Er beschreibt, wie Sie betroffenen Angehörigen unterstützend zur Seite stehen können.

Wir danken Frau Privatdozentin Dr. Susann Blüher und Frau Dr. Tatjana Schütz für die wertvollen Rückmeldungen zum Manuskript.

Leipzig und Fribourg, im Juni 2016

A. Hilbert, A. Brauhardt
und *S. Munsch*

1 Übergewicht und Adipositas – Was ist das?

Umgangssprachlich werden Personen mit Übergewicht und Adipositas als „dick" oder auch, in abwertender Weise, als „fett" bezeichnet. Genau genommen bezeichnet die Adipositas eine deutliche, über das Normalmaß hinausgehende Vermehrung des Körperfetts. Während Adipositas in vielen Ländern (z. B. der Schweiz) als Krankheit gilt, beispielsweise nach der Weltgesundheitsorganisation als „Endokrine, Ernährungs- und Stoffwechselkrankheit" (WHO, 2006), wird sie im deutschen Gesundheitssystem nicht als Krankheit anerkannt. Obwohl Menschen mit Adipositas häufig nicht nur unter körperlichen Folgeerkrankungen, sondern zum Teil auch unter seelischen Problemen leiden, gilt die Adipositas nicht als psychische Störung.

1.1 Wie erkennt man Übergewicht und Adipositas?

Adipositas kann nicht einfach am Gewicht einer Person festgemacht werden. Vielmehr muss neben dem Körpergewicht auch die Körpergröße einer Person berücksichtigt werden. Dies geschieht bei der Berechnung des sogenannten Body-Mass- oder Körpermassen-Index (BMI), welcher sich zur Feststellung einer Adipositas als praktikabel erwiesen hat. Der BMI wird mit einer einfachen Formel aus dem Körpergewicht in Kilogramm (kg) und der Körpergröße in Metern (m) errechnet:

Berechnung des BMI

$$\text{BMI} = \frac{\textit{Gewicht (in kg)}}{\textit{Körpergröße (in m}^2\textit{)}}$$

So ergibt sich z. B. für eine 87 kg schwere Person, die 1,70 m groß ist, ein $\text{BMI} = 87 / (1{,}7 \times 1{,}7) = 30{,}1\ \text{kg/m}^2$.

Der BMI wird anschließend mit Grenzwerten für Übergewicht und Adipositas verglichen. In Tabelle 1 finden Sie die international gültige Einteilung des BMI sowie zugeordnete Erkrankungsrisiken (vgl. auch Kapitel 1.4). Übergewicht liegt ab einem BMI ≥ 25,0 kg/m^2 vor, während von Adipositas ab einem BMI ≥ 30,0 kg/m^2 gesprochen wird. Darüber hinaus werden im Bereich der Adipositas verschiedene Schweregrade mit steigendem BMI unterschieden (Adipositas Grad I bis Grad III). Neben einer Berechnung von Hand ist es auch möglich, im Internet verfügbare Rechner zur schnellen Ermittlung des BMI zu verwenden (z. B. www.adipositas-gesellschaft.de/mybmi/).

Tabelle 1: Einteilung des Body-Mass-Index (BMI, kg/m^2) nach der Deutschen Adipositas-Gesellschaft (DAG, 2014)

Einteilung	BMI (kg/m^2)	Erkrankungsrisiko
Untergewicht	<18,5	niedrig
Normalgewicht	18,5–24,9	durchschnittlich
Übergewicht	25,0–29,9	gering erhöht
Adipositas		
Grad I	30,0–34,9	erhöht
Grad II	35,0–39,9	hoch
Grad III	≥40,0	sehr hoch

Der BMI lässt sich mit der obigen Formel leicht berechnen. Jedoch ergeben sich einige Einschränkungen: Prinzipiell wird der Körperfettanteil bei großer Muskelmasse, „schweren Knochen“ oder großer Körperlänge überschätzt. So haben Bodybuilder beispielsweise häufig einen BMI im Bereich des Übergewichts, obwohl ihr Körperfettanteil keineswegs erhöht ist.

Neben dem BMI stehen weitere Möglichkeiten zur Einschätzung einer Adipositas und der damit verbundenen gesundheitlichen Risiken zur Verfügung. So kann beispielsweise durch eine Messung des Taillenumfangs per Maßband schnell und praktikabel das gesundheitliche Risiko bei verschiedenen Fettverteilungsmustern abgeschätzt werden. Hier kann zwischen der umgangssprachlichen „Birnenform“ mit einer vor allem für Frauen typischen Fettansammlung an Hüfte und Oberschenkeln und der eher für Männer typischen „Apfelform“ mit einer Fettansammlung am Bauch unterschieden werden. Die Messung des Taillenumfangs erfolgt dabei zwischen dem Unterrand der Rippen und dem oberen Beckenkamm. Wissenschaftlich wurde gezeigt, dass bei einem Taillenumfang ≥ 88 cm bei Frauen bzw. ≥ 102 cm bei

Männern von einer Adipositas gesprochen werden kann, welche mit einem deutlich erhöhten Gesundheitsrisiko für Herz-Kreislauferkrankungen einhergeht. Bereits ab einem Taillenumfang ≥ 80 cm bei Frauen bzw. ≥ 88 cm bei Männern liegt ein leicht erhöhtes Risiko vor. Insgesamt gilt die „Apfelform“ als gesundheitlich risikobehafteter als die „Birnenform“ (vgl. die unter 1.4.1 beschriebenen körperlich-medizinischen Risiken).

Außerdem sei eine aufwendigere Möglichkeit zur Messung des Körperfetts genannt, welche im Rahmen von medizinischen Untersuchungen erfolgen kann. So dient eine Bioelektrische Impedanzanalyse, bei der der elektrische Wechselstromwiderstand im Körper über Elektroden gemessen wird, der Schätzung des Körperfettanteils. Sollten Sie eine ärztliche Abklärung Ihrer Adipositas anstreben, wird eine klinische Untersuchung zum Gesundheitszustand und zu Begleiterkrankungen außerdem eine Bestimmung von Laborwerten beinhalten (z. B. Nüchternblutzucker, Insulin, Cholesterin-Werte, Blutfettwerte [Triglyzeride], Harnsäure, Leberenzyme sowie Schilddrüsenhormone).

Merke:

Zur einfachen Feststellung von Übergewicht und Adipositas eignet sich der Body-Mass-Index (BMI), der das Körpergewicht in Relation zur Körpergröße erfasst. Darüber hinaus gibt die Messung des Taillenumfangs Hinweise auf die mit der Adipositas verbundenen gesundheitlichen Risiken.

Zuletzt sei darauf hingewiesen, dass sich der BMI zur Beurteilung des Körpergewichts nur bei Erwachsenen eignet. Bei Kindern und Jugendlichen muss zusätzlich ihrem Wachstum Rechnung getragen werden. Eine einfache Möglichkeit zur Beurteilung des Körpergewichts bei Kindern und Jugendlichen finden Sie im Internet (z. B. www.aga.adipositas-gesellschaft.de/mybmi4kids/).

1.2 Wie häufig sind Übergewicht und Adipositas?

Die Weltgesundheitsorganisation (WHO) zählt Übergewicht und Adipositas zu den schwerwiegendsten Gesundheitsproblemen des 21. Jahrhunderts. Hierfür spricht insbesondere der starke Zuwachs an Personen mit Übergewicht und Adipositas über die letzten drei Jahrzehnte. Untersuchungen belegen dabei bei Erwachsenen eine Zunahme von Übergewicht und Adipositas um fast 30 % und bei Kindern und Jugendlichen um fast 50 %.

Laut aktueller Studien für das westliche Europa sind insgesamt über 60 % aller Männer und knapp 50 % aller Frauen übergewichtig und knapp 20 % aller Männer und Frauen adipös. In Deutschland weisen derzeit etwa 23 % der Männer und Frauen einen BMI $\geq 30\,kg/m^2$ auf und gelten somit als adipös. In Österreich und der Schweiz sind knapp 20 % der Männer und Frauen adipös.

1.3 Sind Übergewicht und Adipositas chronische Zustände?

Verlaufsuntersuchungen zeigen einen chronischen Verlauf von Übergewicht und Adipositas. So sind beispielsweise adipöse Kinder und Jugendliche auch später als Erwachsene überzufällig häufig adipös. Generell wird davon ausgegangen, dass es im Erwachsenenalter bei unbehandelter Adipositas über die Zeit hinweg zu einem weiteren Gewichtsanstieg kommt. Dies ist wahrscheinlicher als ein Halten des Gewichts oder eine Gewichtsreduktion.

1.4 Womit gehen Übergewicht und Adipositas einher?

Übergewicht und Adipositas können mit zahlreichen körperlichen Beschwerden und Erkrankungen einhergehen. Darüber hinaus finden sich bei vielen Personen mit Übergewicht und Adipositas auch soziale Probleme und seelische, d. h. psychische Beschwerden.

1.4.1 Körperlich-medizinische Beschwerden

Durch eine Adipositas können verschiedene Organe und Organsysteme in Mitleidenschaft gezogen werden. Dabei gilt: Je stärker die Adipositas ausgeprägt ist (je höher der BMI), desto höher ist das Risiko, an einer oder mehreren körperlichen Erkrankungen zu leiden. Bestimmte Erkrankungen, wie z. B. Zuckerkrankheit (Diabetes mellitus Typ 2), Fettstoffwechselstörungen, Erhöhungen der Leberwerte, Fettlebererkrankungen und Bluthochdruck (Hypertonie), finden sich bei Vorliegen einer Adipositas besonders häufig, d.h. das Risiko für deren Entstehung ist vielfach erhöht, während andere Erkrankungen nur selten auftreten. Dies bedeutet jedoch nicht, dass bei jeder Person mit Adipositas eine oder mehrere dieser Erkrankungen auftreten müssen. So zeigen Untersuchungen, dass ein Teil der Menschen mit Adipositas keinerlei Begleiterkrankungen aufweist, während manche Menschen bereits bei Übergewicht erhebliche Begleiterkrankungen berichten. Einen Überblick über körperliche Beschwerden und deren Entstehungsrisiko bei Adipositas finden Sie in Tabelle 2.

Tabelle 2: Risiko für mit einer Adipositas einhergehende Erkrankungen nach der Deutschen Adipositas-Gesellschaft (DAG, 2014)

Risiko mehr als 3-fach erhöht	Risiko 2- bis 3-fach erhöht	Risiko 1- bis 2-fach erhöht
– Zuckerkrankheit (Diabetes mellitus Typ 2) – Gallensteine (Cholezystolithiasis) – erhöhte Cholesterin- und Blutfettspiegel (Dyslipidämie) – Fettleber – Atemstillstände (Schlafapnoe-Syndrom)	– Herz-Kreislauf-Erkrankungen (koronare Herzkrankheit) – Schlaganfall – Bluthochdruck (Hypertonie) – erhöhte Cholesterin- und Blutfettspiegel (Dyslipidämie) – Kniegelenksverschleiß (Gonarthrose) – Gicht – Sodbrennen (Refluxösophagitis)	– Krebserkrankungen (Karzinome) – Überschuss männlicher Hormone (Polyzystisches Ovar-Syndrom) – Hüftgelenksverschleiß (Koxarthrose) – Rückenschmerzen – Unfruchtbarkeit (Infertilität) – Erkrankungen beim Fötus in der Schwangerschaft (Fetopathie)

Außerdem gilt, dass Menschen mit Adipositas eine erhöhte Wahrscheinlichkeit für ein um mehrere Jahre verkürztes Leben haben. Dabei wird dem sogenannten Metabolischen Syndrom eine entscheidende Rolle bei der erhöhten Sterblichkeit zugeschrieben. Das Metabolische Syndrom umfasst das kombinierte Auftreten von Bluthochdruck (Hypertonie), gestörtem Kohlenhydratstoffwechsel (Insulinresistenz bis hin zur Zuckerkrankheit [Diabetes mellitus Typ 2]), gestörtem Fettstoffwechsel (Dyslipoproteinämie) und von stammbetonter, durch vermehrtes Bauchfett gekennzeichneter Adipositas, d.h. der „Apfelform“, die sich in einem erhöhten Taillenumfang äußert.

Während bei Normalgewicht das Risiko einer verkürzten Lebenserwartung am geringsten ist, besteht bei Adipositas Grad I (30 bis 35 kg/m²) ein Risiko einer Lebenszeitverkürzung um zwei bis vier Jahre und bei Adipositas Grad III (40 bis 45 kg/m²) ein Risiko einer Lebenszeitverkürzung um acht bis zehn Jahre.

1.4.2 Soziale Probleme

Neben den beschriebenen körperlichen Beschwerden infolge von Adipositas berichten viele Menschen mit erhöhtem BMI, dass sie aufgrund ihres Gewichts stigmatisiert und sozial diskriminiert werden. Ihnen werden also vorurteilshaft negative Merkmale zugeschrieben (z. B. faul, dumm oder willensschwach zu sein). Vielfach werden Personen mit Adipositas in sozialen Situationen (z. B. am Arbeitsplatz oder beim Arzt) im Vergleich zu Personen mit Normalgewicht benachteiligt oder auch herabwürdigend behandelt. Gewichtsbezogene Stigmatisierung und Diskriminierung treten häufig bereits ab der Kindheit auf. Die Folgen sind vielfach psychische Probleme, wie z. B. Depressivität, Ängste, geringer Selbstwert und negatives Körperbild. Letztere Probleme sind umso gravierender, je stärker eine betroffene Person die Tendenz hat, diese Vorurteile für sich anzunehmen und sich selbst zu stigmatisieren – beispielsweise sich selbst zu hassen oder bei Bemühungen um die eigene Gesundheit aufzugeben, weil man sich als zu willenlos ansieht, das eigene Gewicht in den Griff zu bekommen. Weitere Informationen zum Thema Stigma und Selbststigma finden Sie im Internet (www.adipositasstigma.de).

1.4.3 Psychische Beschwerden

Im Folgenden werden die häufigsten, mit Übergewicht und Adipositas einhergehenden psychischen Beschwerden näher erläutert.

Depressivität und depressive Störungen

Wie beschrieben, steigt mit dem BMI, vor allem beim Vorliegen einer Adipositas, das Risiko, unter einer depressiven Störung zu leiden, deutlich an. Hauptmerkmale depressiver Störungen sind eine dauerhaft gedrückte Stimmung oder Interessenlosigkeit. Aktuelle Untersuchungen belegen, dass etwa 19 % aller Personen im Laufe ihres Lebens (Frauen: 25 %, Männer: 12 %) an einer Depression erkranken. Personen mit Adipositas haben jedoch ein um ca. 55 % höheres Depressionsrisiko im Vergleich zu normalgewichtigen Personen. Dabei kann eine Adipositas die Entwicklung einer depressiven Störung einerseits begünstigen – andererseits kann sich eine Adipositas entwickeln, wenn gerade in jüngerem Alter bereits depressive Störungen auftreten (ca. um das 20. Lebensjahr herum).

Ängstlichkeit und Angststörungen

Innerhalb eines Jahres erkranken etwa 16 % der deutschen Bevölkerung an einer Angststörung, wobei Frauen deutlich häufiger betroffen sind (Frauen: ca. 22 %, Männer: ca. 10 %). Angststörungen sind durch sehr starke oder anhaltende Ängste bzw. Sorgen gekennzeichnet, die oft nicht hinreichend durch äußere Situationen erklärbar sind. Das Risiko, unter einer Angststörung zu leiden, ist bei Personen mit Adipositas dabei um knapp 40 % höher als bei normalgewichtigen Personen. Zahlreiche Studien belegen, dass das Auftreten einer Angststörung bei Frauen und Männern gleichermaßen mit einer Adipositas zusammenhängt.

Essanfälle, Essstörungen und nächtliches Essen

Essstörungen, welche durch Essanfälle gekennzeichnet sind, umfassen die Bulimia Nervosa (umgangssprachlich „Ess-Brech-Sucht“) und die Binge-Eating-Störung (umgangssprachlich „Essanfallsstörung“). Bei beiden Störungen treten wiederholt Essanfälle auf, während derer Betroffene eine große Menge von Lebensmitteln zu sich nehmen und dabei das Gefühl haben, das Essen nicht stoppen zu können – also einen Kontrollverlust erleben. Betroffene, die unter einer Bulimia Nervosa leiden, versuchen, die beschriebenen Essanfälle durch unangemessene Maßnahmen wie selbstherbeigeführtes Erbrechen, extremen Sport oder Missbrauch von Abführmitteln zu kompensieren. Bei Betroffenen mit Binge-Eating-Störung finden sich solche Maßnahmen jedoch nicht regelmäßig. Insgesamt erkrankt nur knapp 1 % der Menschen irgendwann in ihrem Leben an einer Bulimia Nervosa und knapp 2 % an einer Binge-Eating-Störung. Besonders die Binge-Eating-Störung tritt häufig bei Personen mit Adipositas auf (ca. 30 % Betroffene in Gewichtsreduktionsprogrammen). Neueren Untersuchungen zufolge sind jedoch auch Betroffene mit Bulimia Nervosa immer häufiger adipös.

Eine weitere Form ungesunden Essverhaltens beschreibt das Night-Eating-Syndrom, bei welchem Betroffene abendliches und/oder nächtliches Essen berichten und zu diesen Tageszeiten einen großen Anteil ihrer gesamten täglichen Nahrungsmenge zu sich nehmen. Zwar sind nur etwa 1,5 % der Personen in der Allgemeinbevölkerung betroffen, hingegen leiden bis zu 50 % der Patienten in Gewichtsreduktionsprogrammen unter abendlichem oder nächtlichem Essen.

Merke:

Adipositas geht mit einem deutlich erhöhten Risiko einher, unter körperlichen, sozialen und psychischen Beschwerden zu leiden. Dabei steigt das Risiko zu erkranken mit steigendem BMI an. Zudem ist die Lebenserwartung bei Vorliegen einer Adipositas verringert.

2 Wie entstehen Übergewicht und Adipositas?

Zunächst scheint die Erklärung für das Entstehen von Übergewicht und Adipositas einfach: Man nimmt langfristig über das Essen mehr Energie auf, als durch körperliche Aktivität verbraucht wird, eine *positive Energiebilanz* resultiert. Diese einfache Erklärung ist jedoch nicht vollständig: So werden Energiezufuhr und -verbrauch auch durch biologische, psychische, soziale und Umgebungsfaktoren beeinflusst. Man geht also von einer *multifaktoriellen Entstehung* aus, d. h. nicht ein einzelner, sondern mehrere Faktoren spielen in der Entwicklung einer Adipositas eine Rolle. Der aktuelle Stand der Forschung zur multifaktoriellen Entstehung wird im Folgenden näher beleuchtet. In Abbildung 1 sind wesentliche Faktoren zusammenfassend dargestellt.

2.1 Welche Rolle spielen biologische Faktoren?

Genetische Veranlagung

Eine verbreitete Annahme besteht darin, dass unsere Gene unseren Grundumsatz, d. h. die Grundfunktionen unseres Körpers wie Herzschlag, Atmung oder Körperwärme, beeinflussen und so das Körpergewicht regulieren.

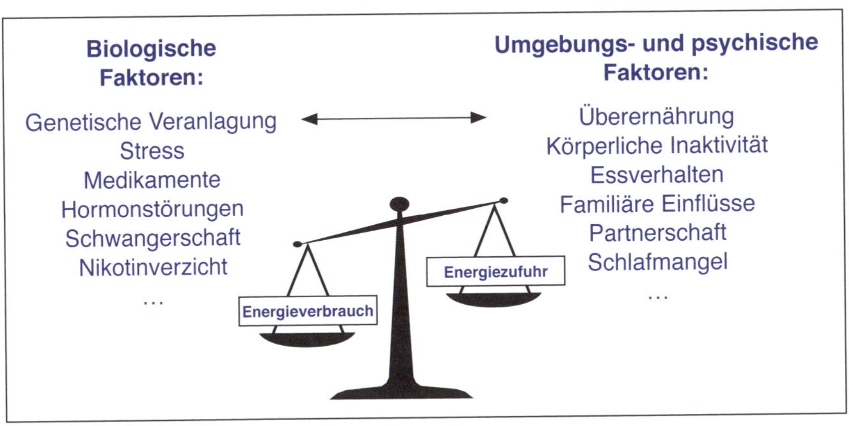

Abbildung 1: Auslösende und aufrechterhaltende Faktoren der Adipositas

Neuere Erkenntnisse beschreiben jedoch vielmehr eine genetische Beeinflussung der Regulation von Hunger und Sättigung sowie der Belohnung, die wir beim Verzehr von Lebensmitteln erleben.

Die Rolle von genetischen Einflüssen, d. h. die Vererbbarkeit von Adipositas, wird wissenschaftlich in Zwillings-, Familien- und Adoptionsstudien untersucht. Ergebnisse solcher Untersuchungen haben gezeigt, dass der BMI adoptierter, getrennt aufgewachsener Zwillinge dem ihrer leiblichen Eltern sehr ähnlich ist, während der BMI der Kinder und der ihrer Adoptiveltern kaum Ähnlichkeiten aufweist. Darüber hinaus ist die Häufigkeit von Adipositas nur bei den leiblichen Eltern und ihren Kindern vergleichbar. Diese Ergebnisse unterstreichen die Bedeutung einer genetischen Veranlagung für Adipositas, die familiär vererbt wird. Die Ergebnisse weisen aber auch auf den Einfluss von Umweltbedingungen hin, die als ebenso bedeutsam beziffert werden.

Exkurs: Untersuchungen zu Veränderungen im Erbgut

Bereits 1994 wurde beim Menschen festgestellt, dass eine Veränderung im Leptin-Gen zu einer Adipositas führt und dies durch die Gabe von Leptin behandelt werden kann. Diese Veränderung im Leptin-Gen tritt jedoch nur äußerst selten auf, weltweit sind nur wenige Fälle bekannt. Insgesamt konnten beim Menschen bisher nur Veränderungen in elf Genen identifiziert werden, die für sich genommen (d. h. monogenetisch) eine Adipositas verursachen. Für die insgesamt über 100 Gene, die derzeit in ihrer Verbindung zur Adipositas untersucht werden, gilt, dass alle untersuchten genetischen Veränderungen zusammengenommen Schwankungen im BMI bisher nur wenig aufklären können (ca. 2,7 %). Heute werden genetische Veränderungen daher zunehmend auch in Wechselwirkung mit der Umwelt, z. B. mit Lebensstilfaktoren, die die Entstehung und Aufrechterhaltung einer Adipositas begünstigen, betrachtet. Mehr Informationen dazu im Internet unter www.adipositasstigma.de.

Welchen Einfluss hat Stress?

Bei Stress wird im Körper die sogenannte Stressachse aktiviert. Diese besteht aus der Hypophysen-Hypothalamus-Nebennierenrinden-Achse und dem autonomen Nervensystem. Dabei wird, ausgelöst durch eine Hormonausschüttung im Hypothalamus, eine Region im Zwischenhirn, über einige weitere Schritte letztlich das Stresshormon Cortisol in der Nebennierenrinde freigesetzt, einer Drüse, die sich in der Nähe der Nieren befindet. Sind wir wiederholtem, d. h. chronischem Stress, wie z. B. einer psychischen Erkrankung einer nahestehenden Person, Belastungen im Beruf, in der Partnerschaft usw., ausgesetzt, beeinflusst dies unseren „Stress-Regelkreis". Gelingt uns die Bewältigung von Stress nicht ausreichend, wird Cortisol dauerhaft ausgeschüttet. In der Folge kommt es zu Schwierigkeiten, das Gewicht zu halten. Cortisol steigert nachweislich den Verzehr von kalorienreichen Lebensmitteln und die Tendenz, in negativer Stimmung zu essen. Gleichzeitig nimmt unsere körperliche Aktivität ab. Zusätzlich begünstigt Cortisol eine erhöhte Konzentration des Hormons Insulin im Blut, welches für die Regulation des Zuckerhaushalts zuständig ist und wiederum die Speicherung von Fett in den Körperzellen und das Hungergefühl anregt.

2.2 Welche Rolle spielen Umgebungsbedingungen?

In den letzten ca. 50 Jahren hat sich unser Lebensstil deutlich verändert. Während sich unsere Vorfahren in frühen Zeitaltern vor allem von Gemüse, Wildfrüchten und seltener von Fleisch ernährten, jegliche Nahrung selbst gesammelt oder gejagt werden musste, sind wir heute weniger aktiv – Bewegung ist im Alltagsleben häufig kaum noch erforderlich. Wir essen schnell verfügbare, kalorienreiche Lebensmittel. Vielerorts herrscht ein Überangebot an Nahrung, sodass wir ständig wählen können und müssen, ob, was und wie viel wir essen. In Tabelle 3 sind weitere Merkmale unserer modernen Lebensverhältnisse zusammengefasst, die zu einer positiven Energiebilanz beitragen können.

Darüber hinaus spielen soziale Faktoren bei der Entstehung und Aufrechterhaltung von Adipositas eine Rolle. So tritt die Adipositas häufig bei Menschen mit niedrigem Sozialstatus auf: Geringe Bildung kann beinhalten, dass Wissen über gesunde Ernährung und Bewegung nicht hinreichend vorhanden ist und somit ein ungesunder Lebensstil nicht erkannt wird. Auch die soziale Umwelt kann eine Gewichtszunahme begünstigen. Eine bekannte Studie zum sozialen Netzwerk ergab beispielsweise, dass das Risiko, eine Adipositas zu entwickeln, um etwa 40 % höher ist, wenn der Ehepartner oder ein Geschwister ebenfalls adipös ist, und um etwa 60 % erhöht ist, wenn ein guter Freund adipös ist. Dabei ist anzunehmen, dass innerhalb eines sozialen Netzes ähnliche Ernährungs- und Bewegungsmuster bestehen.

Tabelle 3: Umwelteinflüsse auf Ernährung und Bewegung

Überernährung	– Hohe Verfügbarkeit von energiedichter (d. h. hoher Kaloriengehalt pro Portion) Nahrung und Getränken (Fast Food, Softdrinks) – Hohe Verfügbarkeit und Angebot von großen Portionen, z. B. doppelte Portionen zum selben Preis – Notwendigkeit, Nahrungszufuhr rasch und ohne viel Aufwand zu erledigen, durch Mehrfachbelastung (z. B. Berufstätigkeit und Elternsein oder Singlehaushalt)
Körperliche Inaktivität	– Hoher Fernsehkonsum, Computerspiele, soziale Medien – Sitzende Tätigkeiten im Beruf – Passive Transportmöglichkeiten (z. B. Auto, Bus), Einkäufe über das Internet

2.3 Welche Rolle spielen psychische Faktoren?

Familiäre Einflüsse und Partnerschaft

Unser Essverhalten einschließlich Merkmalen wie der Portionsgrößenwahl, Regelmäßigkeit oder Schnelligkeit des Essens wird bereits in der frühen Kindheit durch alltägliche Lernprozesse geprägt. Auch Präferenzen für und Abneigungen gegen bestimmte Lebensmittel entwickeln sich in der frühen Kindheit. Dies geschieht über Lernprozesse. Dabei erfolgt die Änderung der Bewertung eines ursprünglich neutralen Lebensmittels durch die gemeinsame Präsentation mit einem positiven oder negativen Reiz, was dazu führt, dass das ehemals neutrale Lebensmittel ebenfalls als positiv oder negativ bewertet wird. Beispielsweise können Chips durch das positive Gefühl, welches durch das parallele Schauen eines lustigen Films entsteht, in der Folge schon allein als positiv bewertet werden, sodass sie zu vermehrtem Genuss häufiger verzehrt werden.

Auch Partnerschaft und deren Qualität scheinen sich auf das Gewicht auszuwirken. So weisen erste wissenschaftliche Untersuchungen darauf hin, dass junge verheiratete Männer um die 25 Jahre häufiger adipös sind als vergleichbar alte Männer, welche „Single" sind oder in festen Beziehungen leben. Für Frauen scheint dieser Effekt nicht zu gelten. Vielmehr nehmen Frauen nach einer Heirat regelmäßiger ein Frühstück zu sich. Regelmäßig zu frühstücken, schützt vor Adipositas, da u. a. eine günstige Verteilung der Kalorienzufuhr über den Tag gewährleistet wird und aufgrund der resultierenden Sättigung Überessen oder Essanfälle verringert werden.

Essverhalten

Während das Ernährungsverhalten sich vor allem auf die Art der Lebensmittel bezieht, die man zu sich nimmt (z. B. kalorienreiche Lebensmittel), bezieht sich das Essverhalten auf Muster der Nahrungsaufnahme. In vielen Fällen führt ein unkontrolliertes Überessen zu einem Gewichtsanstieg. Unkontrolliertes Essen, das sich nicht nach Hunger und Sättigung richtet, kann sich folgendermaßen äußern:

1. *Emotionales Essen* als Reaktion auf negative Gefühle (z. B. Traurigkeit, Wut oder Ärger). Außerdem können starke positive Gefühle (z. B. Freude) unkontrolliertes Essen auslösen.
2. *Externales Essen*, das von äußeren Reizen wie dem Geruch oder dem Anblick von Lebensmitteln gesteuert wird.
3. *Restriktives Essen* beinhaltet Versuche, das Essen einzuschränken, z. B. ausschließlich nach festgelegten Diätregeln zu essen. Bei diesem Essverhalten kann es zu sogenannten Kontrolldurchbrüchen mit Überessen oder Essanfällen kommen. Diese Durchbrüche treten häufig in Kombination mit starken Gefühlen, bei Ablenkung oder auch Konsum von Alkohol auf, wodurch die Hemmschwelle zum Essen gesenkt wird.

2.4 Übergewicht und Adipositas durch Medikamente?

Übergewicht und Adipositas können neben den bereits beschriebenen Faktoren auch durch bestimmte Medikamente ausgelöst werden. Diese Medikamente umfassen:

- Psychopharmaka wie Antidepressiva und Neuroleptika zur Behandlung psychischer Erkrankungen wie Depressionen, Angststörungen, Schizophrenie,

- Antiepileptika zur Behandlung epileptischer Anfälle,
- Antidiabetika zur Behandlung der Zuckerkrankheit (Diabetes mellitus Typ 2),
- Glukokortikoide wie Kortison zur Behandlung von Asthma und Autoimmunkrankheiten,
- einige Kontrazeptiva zur Schwangerschaftsverhütung und
- Betablocker zur Behandlung von Herz-Kreislauf-Erkrankungen.

Psychopharmaka beispielsweise verändern bestimmte Reizleitungs- bzw. Neurotransmittersysteme im Gehirn, wobei Neurotransmitter Hormone sind, die der Weiterleitung von Informationen im Gehirn dienen. Bisher ist bekannt, dass verschiedene Antidepressiva oder Antipsychotika zu einer Gewichtszunahme führen, weil sie den Appetit steigern (z. B. auf Süßes), den Grundumsatz senken oder die Hunger- und Sättigungswahrnehmung stören. Dabei gilt eine medikamentös verursachte Adipositas als schwerer zu behandeln als andere Entstehungsformen. Hier sollte in Rücksprache mit dem verordnenden Arzt erörtert werden, ob vergleichbar wirkende Medikamente vorliegen, die weniger gewichtssteigernd wirken. Auch sollten das Risiko beim Absetzen des Medikaments und das Gesundheitsrisiko durch Adipositas gegeneinander abgewogen werden.

2.5 Weitere Ursachen für Übergewicht und Adipositas

Neben biologischen, umweltbedingten, psychischen und medikamentösen Ursachen können weitere Faktoren bei der Entstehung von Übergewicht und Adipositas eine Rolle spielen. So können körperliche Erkrankungen wie eine Schilddrüsenunterfunktion (Hypothyreose) oder das Cushing-Syndrom (übermäßige Bildung von Cortisol) durch resultierende Störungen im Hormonhaushalt zur Adipositas beitragen. Darüber hinaus kann es auch zu einer Erhöhung des Körpergewichts im Zusammenhang mit anhaltendem Schlafmangel (z. B. durch Schichtarbeit), dem Verzicht auf Nikotin nach langjährigem Rauchen oder auch nach einer Schwangerschaft kommen.

Merke:

Für die Entstehung von Übergewicht und Adipositas gibt es nicht eine einzelne Ursache. Vielmehr treffen im Regelfall verschiedene Faktoren zusammen. Diese umfassen im Wesentlichen eine genetische Veranlagung, Stress, ungünstige Umgebungsbedingungen mit Überernährung und/oder körperlicher Inaktivität, Einflüsse aus Familie und Partnerschaft, ungünstiges Essverhalten (z. B. bei negativen Gefühlen), Medikamente sowie körperliche Erkrankungen, Schlafmangel, Nikotinverzicht oder Schwangerschaften. Adipositas ist somit keinesfalls das Ergebnis von Willensschwäche, wie landläufig angenommen wird.

3 Welche Behandlungsmöglichkeiten bei Adipositas gibt es?

Die Deutsche Adipositas-Gesellschaft (DAG) veröffentlicht regelmäßig, zuletzt in 2014, Behandlungsleitlinien für Erwachsene mit Übergewicht und Adipositas (www.adipositas-gesellschaft.de). Entsprechend dieser Leitlinien besteht ein Behandlungsbedarf bei Personen mit einem BMI $\geq 30{,}0\,kg/m^2$ (Adipositas). Ab einem BMI $\geq 25{,}0\,kg/m^2$ (Übergewicht) ist eine Behandlung dann angezeigt, wenn parallel übergewichtsbedingte Erkrankungen, wie z. B. Zuckerkrankheit (Diabetes mellitus Typ 2) oder Herz-Kreislauf-Erkrankungen oder eine hohe psychische Belastung, vorliegen. Übergewicht bedarf grundsätzlich keiner Behandlung, auch bei Normalgewicht ist es nicht angezeigt abzunehmen. Es ist also genau zu prüfen, ob tatsächlich die medizinische Notwendigkeit einer Gewichtsreduktion besteht. Beim Vorliegen einer auszehrenden, d. h. zu einem andauernden, ungewollten Gewichtsverlust führenden Erkrankung, wie z. B. Krebs oder AIDS (sogenannte konsumierende Erkrankungen), oder während einer Schwangerschaft sollte von einer Gewichtsreduktionsbehandlung abgesehen werden.

Das Hauptziel einer Gewichtsreduktionsbehandlung ist eine *langfristige* Reduktion des Körpergewichts, die übergewichtsbedingte Gesundheitsrisiken und Erkrankungen vermindert, die Lebensqualität erhöht und die Teilhabe am Leben, z. B. die Arbeitsfähigkeit, verbessert. Generell sollte eine Gewichtsreduktionsbehandlung darauf abzielen, innerhalb von sechs bis zwölf Monaten eine Reduktion von > 5 % des Ausgangsgewichts bei einem BMI zwischen 25,0 bis $35{,}0\,kg/m^2$ bzw. von > 10 % ab einem BMI $\geq 35{,}0\,kg/m^2$ zu erreichen. Die Behandlung setzt dabei an Faktoren an, die veränderbar sind, wie z. B. Ernährung und Bewegung. Im Anschluss an eine Gewichtsreduktion, die in den meisten Fällen vier bis sechs Monate dauert, soll eine langfristige Gewichtsstabilisierung erfolgen. Denn es ist langfristig nicht möglich, eine Diät i. S. einer Reduktionskost zu halten. Aktuelle Ansätze zur Behandlung von Adipositas umfassen die multimodale Verhaltenstherapie sowie die medikamentöse und chirurgische Therapie (vgl. Abbildung 2). Im Folgenden werden die Therapiemöglichkeiten noch näher beschrieben.

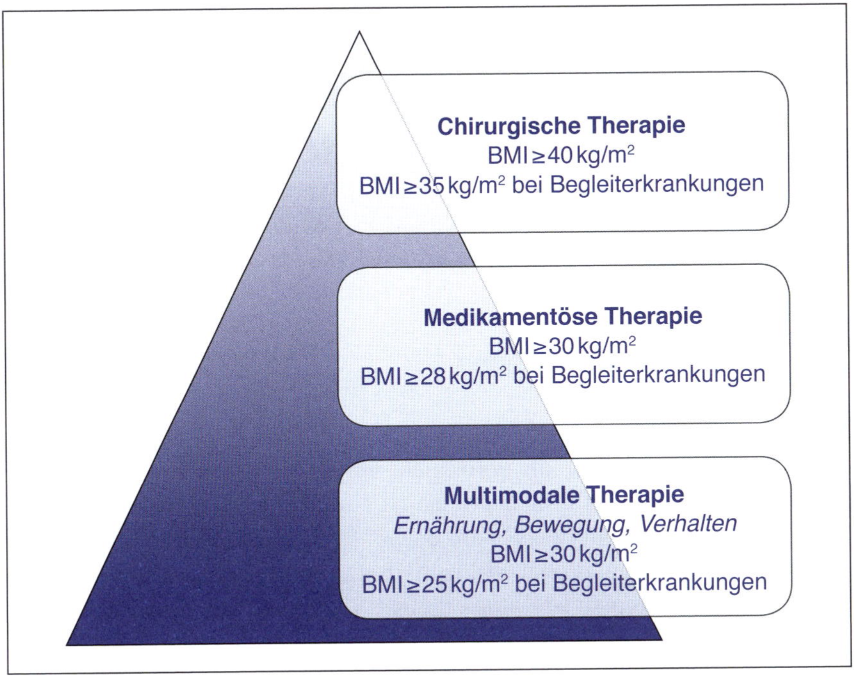

Abbildung 2: Therapiemöglichkeiten bei Adipositas nach der Deutschen Adipositas-Gesellschaft (DAG, 2007, 2014)

3.1 Multimodale Verhaltenstherapie

Ziel der multimodalen, d.h. aus mehreren Bausteinen bestehenden Verhaltenstherapie der Adipositas ist es, das Ernährungs- und Bewegungsverhalten so zu verändern, dass eine negative Energiebilanz entsteht – der Energieverbrauch soll die -zufuhr also übersteigen. Die multimodale Verhaltenstherapie gilt als Standardbehandlung oder „Basisprogramm“ und umfasst Komponenten zur Ernährung und Bewegung.

Typische Inhalte und Themen der multimodalen Verhaltenstherapie der Adipositas sind:

- Information über Adipositas, Ernährung und Bewegung,
- Bestimmung der individuellen Ziele im Hinblick auf Ernährung, Bewegung und Körpergewicht,

- Selbstbeobachtung von Ernährung, Bewegung und Körpergewicht (z. B. durch Protokollführung),
- Umstellung der Ernährung sowie Steigerung der körperlichen Aktivität,
- Anleitung zur Selbstverstärkung,
- Bearbeitung ungünstiger, meist negativer Gedanken in Bezug auf Ernährung, Bewegung und Körpergewicht,
- Problemlösen bei Schwierigkeiten der Verhaltensänderung und
- Umgang mit Schwierigkeiten im sozialen Umfeld oder Umgang mit Stress.

3.1.1 Ernährungsumstellung

Entsprechend der Leitlinie der DAG wird empfohlen, täglich 500 kcal weniger zu sich zu nehmen, als verbraucht wird, d. h. die Energiebilanz soll negativ sein. Dies führt üblicherweise zu einer Gewichtsabnahme von ca. 0,5 kg pro Woche. Idealerweise wird die verringerte Kalorienaufnahme über eine reduzierte Fett- und/oder Kohlenhydratzufuhr erreicht. Mehr Informationen zur Ernährungsumstellung erhalten Sie in den Kapiteln 4.2 und 4.3.

Wenn notwendig, können zur Herbeiführung einer raschen und deutlichen Gewichtsabnahme auch Formulaprodukte (d. h. diätetische Lebensmittel wie Eiweißriegel oder -getränke) als Ersatz für Mahlzeiten eingesetzt werden. Dies sollte jedoch zeitlich begrenzt und unbedingt in Rücksprache mit einem Arzt erfolgen. Untersuchungen zeigen, dass es durch diesen Mahlzeitenersatz zwar zunächst zu einer schnelleren Gewichtsabnahme kommt, langfristig die Gewichtsabnahme jedoch der Gewichtsabnahme bei einer kontinuierlich verringerten Kalorienaufnahme ohne Mahlzeitenersatz entspricht. Es sei an dieser Stelle auch darauf hingewiesen, dass in den Medien empfohlene einseitige Diäten (z. B. Crash-Diäten) und Fasten medizinische Risiken nach sich ziehen. Für weitere, in den Medien propagierte Schlankheitsdiäten steht ein Wirksamkeitsnachweis aus.

3.1.2 Steigerung der körperlichen Aktivität

Neben der Umstellung der Ernährung auf eine kalorienärmere Kost wird die negative Energiebilanz über eine Steigerung der körperlichen Aktivität erreicht. Eine vermehrte körperliche Aktivität führt dabei weniger zur

Gewichtsabnahme als die Ernährungsumstellung – jedoch sorgt sie langfristig dafür, dass mehr Energie im Körper verbraucht wird und das reduzierte Gewicht über die Zeit besser aufrechterhalten werden kann. Zudem weisen Untersuchungen auf eine Verbesserung der allgemeinen Gesundheit, Lebensqualität und sogar von Folgeerkrankungen der Adipositas (z. B. Diabetes mellitus Typ 2) hin. In der Gewichtsreduktionsbehandlung wird empfohlen, sich mindestens 150 Minuten pro Woche zu bewegen. Letzteres entspricht 30 Minuten Bewegung an fünf Tagen pro Woche, die als hinreichend erachtet werden, um das Gewicht stabil zu halten. Bewegen Sie sich mehr, kann Gewicht reduziert werden. Die Möglichkeiten zur Bewegung umfassen dabei organisierte Bewegungsprogramme (z. B. Aerobic, Steppen) genauso wie reine Alltagsaktivität (z. B. Wege zu Fuß oder mit dem Fahrrad zurücklegen). Bei organisierten Bewegungsprogrammen scheint Ausdauertraining prinzipiell erfolgsversprechender als Krafttraining zu sein. Informationen und Anregungen, wie eine Bewegungssteigerung im Detail aussehen kann, erhalten Sie in Kapitel 4.4.

3.1.3 Wirksamkeit der multimodalen Verhaltenstherapie

In der multimodalen Verhaltenstherapie wird, wie bereits beschrieben, eine Reduktion von 5 % bis 10 % des Ausgangsgewichts innerhalb von sechs bis zwölf Monaten angestrebt. Die Therapie kann als Einzel- oder Gruppentherapie durchgeführt werden. Beides hat sich als wirksam erwiesen: So konnten Patienten durch die multimodale Verhaltenstherapie über die Dauer von drei bis 18 Monaten ca. 5 kg an Gewicht reduzieren und körperliche Verbesserungen erzielen (z. B. Senkung von Blutzuckerspiegel und Blutdruck). Allerdings verlieren sich Verbesserungen, je länger die Behandlung zurückliegt. Hingegen führten Programme zur langfristigen Gewichtsstabilisierung nach Beendigung der Gewichtsreduktion zu einem verbesserten Gewichtserhalt (z. B. um 3 kg bei 18-monatiger Erhaltungstherapie). Daher empfehlen sich nach dem eigentlichen Therapieende langfristig weitere Kontakte zwischen Patient und Behandler, z. B. in Form von Auffrischungssitzungen. Bereits monatliche oder zweimonatliche Sitzungen gelten als ausreichend, um einen Großteil des Gewichtsverlusts aufrechtzuerhalten. Leider gibt es bislang selten Angebote zur Gewichtsstabilisierung nach erfolgter Gewichtsreduktion.

Aufbauend auf den Prinzipien der multimodalen Verhaltenstherapie, die als Standardbehandlung von Übergewicht und Adipositas gilt, sind in Kapitel 4 erste Schritte hin zu einer langfristigen Gewichtsreduktion zusammengestellt. Obwohl die Adipositas weithin als körperliche Krankheit gilt, ist es nicht immer einfach, eine multimodale Verhaltenstherapie zur Gewichtsreduktion zu erhalten. In der Regel muss zunächst ein Antrag bei der Krankenkasse gestellt werden, damit diese die Teilnahme an einem Gewichtsreduktionsprogramm bezuschusst. Jedoch hängt es von der Krankenkasse ab, ob überhaupt und, wenn ja, wann und wie viel der Kosten eines Programms übernommen werden.

3.2 Selbsthilfe

Einige bereits erwähnte Gründe, wie beispielsweise eine fehlende Übernahme von Kosten, können der Teilnahme an einer multimodalen Verhaltenstherapie unter professioneller Anleitung entgegenstehen. Weitere Gründe können die fehlende Erreichbarkeit (vor allem in ländlichen Regionen), wechselnde Arbeitszeiten oder auch unzureichende soziale Unterstützung (z. B. fehlende Betreuungsmöglichkeiten für Kinder am Abend) sein. In solchen oder ähnlichen Fällen empfiehlt sich die selbstständige Durchführung einer Gewichtsreduktion nach Möglichkeit unter Einbezug erprobter Materialien (d. h. *strukturierte Selbsthilfe*), wie Sie sie beispielsweise *mit diesem Ratgeber* erhalten. Materialien zur Selbsthilfe umfassen Bücher, CDs, DVDs und zahlreiche elektronische Angebote, z. B. Internetprogramme. Aktuelle Studien belegen die Wirksamkeit dieser, auf der multimodalen Verhaltenstherapie fußenden Ansätze. Mittels strukturierter Selbsthilfe konnte dabei ein etwa 2 kg größerer Gewichtsverlust nach sechs Monaten erzielt werden als ohne Programm. Je interaktiver die Angebote sind, desto besser die Erfolge. Allerdings bleiben die Erfolge hinter denen einer professionellen multimodalen Verhaltenstherapie zurück.

3.3 Medikamentöse Therapie

Medikamente zur Unterstützung einer Gewichtsreduktion können entsprechend der DAG-Leitlinie zur Behandlung der Adipositas ab einem BMI $\geq$ 30,0 kg/m^2 (Adipositas Grad I) verordnet werden bzw. ab einem

$BMI \geq 28{,}0\,kg/m^2$, wenn Folgeerkrankungen durch das Übergewicht vorliegen (z. B. Diabetes mellitus Typ 2). Voraussetzung für die Einnahme von gewichtssenkenden Medikamenten sollte dabei stets sein, dass Versuche der Veränderung des Ernährungs- und Bewegungsverhaltens keinen ausreichenden Erfolg zeigten. Zur Behandlung der Adipositas sind in Deutschland derzeit drei Medikamente zugelassen, wobei alle in Kombination mit einem Gewichtsreduktionsprogramm (i. S. einer kalorienreduzierten Diät und Steigerung der Aktivität) eingesetzt werden sollten. Übergreifend ist einschränkend festzuhalten, dass Langzeituntersuchungen zur Wirksamkeit aller Medikamente noch ausstehen und es nach dem Absetzen häufig erneut zu einer Gewichtszunahme kommen kann.

Eines dieser Medikamente ist Orlistat, welches die Aufnahme von Fett im Darm verhindert, indem es die Aufspaltung von Nahrungsfett verhindert, welches unverdaut ausgeschieden wird. Studien zeigen eine verbesserte Gewichtsreduktion durch die Einnahme von Orlistat (etwa -2 kg über ein Jahr), eine Verbesserungen von Blutfett- bzw. Cholesterinwerten und Blutdruck sowie eine Verringerung des Risikos für die Zuckerkrankheit (Diabetes mellitus Typ 2). Mögliche Nebenwirkungen umfassen Magen-Darm-Probleme und eine schlechtere Aufnahme von fettlöslichen Vitaminen aus der Nahrung (z. B. Vitamin A, D, E und K).

Alternativ kann Mysimba eingesetzt werden, welches den Appetit dämpft, indem bestimmte Gehirnregionen beeinflusst werden (Belohnungssystem und Bereich zur Kontrolle der aufgenommenen Nahrungsmenge). In Studien konnte dabei gezeigt werden, dass Personen nach der Einnahme von Mysimba in Kombination mit einer gewichtsreduzierenden Lebensstiländerung deutlich mehr Gewicht verloren (je nach Studie etwa –4 bis –8 % des Ausgangsgewichts) als bei Einnahme eines Placebos (= Scheinbehandlung; ca. –1 bis –5 % des Ausgangsgewichts). Berichtete Nebenwirkungen sind ebenfalls Magen-Darm-Beschwerden sowie depressive Symptome. Einige Bedenken liegen darüber hinaus in Bezug auf ungünstige Einwirkungen auf das Herz-Kreislauf-System besonders bei Vorerkrankungen in diesem Bereich vor, sodass regelmäßige ärztliche Überprüfungen empfohlen werden.

Als drittes zugelassenes Medikament gilt Liraglutid, ein Antidiabetikum, welches zunächst zur Behandlung der Zuckerkrankheit (Diabetes mellitus Typ 2) genutzt wurde. Liraglutid wirkt, indem es unter anderem die Magenentleerung verzögert und so die Sättigung gefördert wird. Während Orlistat und Mysimba in Tablettenform dargereicht werden, muss Liraglutid per Spritze verabreicht werden. Studien belegen für Liraglutid eine deutliche durchschnittliche Gewichtsreduktion über ein Jahr (etwa –8 kg) im Vergleich zur Verabreichung eines Placebos (ca. –3 kg). Zusätzlich ging das Auftreten von Diabetes mellitus Typ 2 und dessen Vorstufen deutlich unter dem Einsatz des Medikaments zurück. Nebenwirkungen können auch hier Magen-Darm-Probleme, Kopfschmerzen, Schwindel und seltener Bauchspeicheldrüsenentzündungen sein.

3.4 Chirurgische Therapie

Ab einem BMI ≥ 40,0 kg/m² (Adipositas Grad III) bzw. ab einem BMI ≥ 35,0 kg/m² (Adipositas Grad II) bei gleichzeitigem Vorhandensein von Folgeerkrankungen der Adipositas wird die Durchführung einer chirurgischen Therapie empfohlen, wenn die Möglichkeiten der multimodalen Verhaltenstherapie ohne hinreichenden Erfolg ausgeschöpft wurden. Voraussetzung für eine Operation ist eine medizinische, ernährungstherapeutische und psychologische Begutachtung. Zur Verfügung stehende Verfahren umfassen u. a. flexibel anpassbare Magenbänder, den Magen-Bypass sowie den Schlauchmagen. Alle Verfahren begrenzen die Möglichkeiten zur Nahrungsaufnahme (Restriktion) und/oder die Aufnahme von Nährstoffen im Magen-Darm-Trakt (Malabsorption). Nach einem operativen Eingriff reduziert sich das Körpergewicht um 21 bis 38 kg im ersten Jahr und um 15 bis 28 kg nach 10 Jahren. Dies bedeutet, dass Menschen mit Adipositas nach Operation im ersten Jahr je nach Verfahren 40 bis 75 % ihres Übergewichts verlieren (d. h. Verlust an übermäßigem, „exzessivem" Körpergewicht). Jedoch sei einschränkend darauf verwiesen, dass in Abhängigkeit vom Operationsverfahren Komplikationen auftreten können, z. B. Wundinfektionen, Nachblutungen, Embolien, Narbenbruch (Narbenhernien) oder Sodbrennen. Komplikationen finden sich bei ca. 0,5 bis 5 % aller Operierten, jedoch gibt es Unterschiede zwischen verschiedenen Operationsverfahren und der Art der Komplikation. Darüber hinaus versterben in Abhängigkeit von der Art des Eingriffs etwa 0,1 bis 1 % der Operierten innerhalb der ersten 30 Tage nach einem Eingriff. Ein operativer Eingriff sollte nicht durchgeführt werden, wenn instabile, unbehandelte psychische Erkrankungen (z. B. Substanzkonsumstörung, Bulimia Nervosa), konsumierende Erkrankungen (z. B. Krebs), chronische

Erkrankungen (z. B. Leberzirrhose) oder andere deutlich gesundheitlich einschränkende Erkrankungen vorliegen, die sich im Zuge der Operation verschlechtern könnten.

Nach einem chirurgischen Eingriff gehen Begleiterkrankungen wie Zuckerkrankheit (Diabetes mellitus Typ 2), Bluthochdruck, Fettstoffwechselstörungen sowie auch Ängste, Depressionen und Essanfälle häufig deutlich zurück. Die Lebensqualität erhöht sich. Bleiben psychische Symptome bestehen oder treten sie nach der Operation (wieder) auf, ist der Erfolg einer Gewichtsreduktion allerdings gemindert. Zusätzlich können die durch den Gewichtsverlust entstehenden überschüssigen Hautlappen an Bauch, Gesäß, Hüften und Brust als belastend erlebt werden. Die Mehrheit der Patienten strebt daher weitere plastisch-chirurgische Eingriffe an. Diese Einschränkungen weisen auf die Notwendigkeit einer langfristigen medizinischen und psychologischen Nachsorge hin, um die Erfolgswahrscheinlichkeit der chirurgischen Therapie zu steigern.

Merke:

Eine multimodale Verhaltenstherapie ist in der Behandlung der Adipositas und ihrer Folgeerkrankungen wirksam. Nachhaltige Erfolge werden erzielt, wenn es gelingt, die Lebensgewohnheiten in den Bereichen Ernährung und Bewegung langfristig zu verändern. Liegt eine extreme Adipositas (Grad II und III) vor, können zusätzlich eine medikamentöse oder eine chirurgische Therapie zur Gewichtsreduktion notwendig werden.

4 Was kann ich selbst gegen Übergewicht und Adipositas tun?

Im vorangegangenen Abschnitt haben wir dargestellt, dass eine multimodale Verhaltenstherapie mit Veränderungen in Ernährung (i. S. einer Kalorienreduzierung) und Bewegung (i. S. einer Steigerung der Aktivität) als Behandlung der ersten Wahl gilt. Im Folgenden sei beschrieben, wie Änderungen im Verhalten herbeigeführt werden können, um eine Gewichtsreduktion dauerhaft zu ermöglichen. Hierbei kommen allgemeine Prinzipien der multimodalen Verhaltenstherapie zum Tragen, die auch in Selbsthilfe angewendet werden können.

4.1 Zielgewicht und Motivation

4.1.1 Ein realistisches Zielgewicht festlegen

In den vorangegangenen Kapiteln (z. B. Kapitel 1.4 und 3) haben wir Gründe aufgeführt, warum eine Gewichtsreduktion anzustreben ist (z. B. Verbesserung von Folgeerkrankungen und Lebensqualität). Menschen mit Adipositas wünschen sich oftmals – auch durch den gesellschaftlichen Druck, schlank oder dünn zu sein – ein Gewicht, welches zumindest im Normalbereich liegt. Wie jedoch dargestellt (vgl. Kapitel 3), ist es realistisch, eine Gewichtsreduktion von > 5 % des Ausgangsgewichts bei einem BMI zwischen 25 und 35 kg/m^2 bzw. von > 10 % bei einem BMI ≥ 35 kg/m^2 während eines Zeitraums von sechs bis zwölf Monaten anzustreben.

Bevor Sie mit einer Gewichtsreduktion beginnen, ist es wichtig, Ihr Wunschgewicht und das realistische Zielgewicht zu bestimmen. Es kann sein, dass das realistische Zielgewicht nicht den Veränderungen Ihres Gewichts und Ihrer Figur entspricht, welches Sie sich durch Verhaltensänderungen erhoffen. Sich ein realistisches Ziel von –5 % bzw. –10 % des Ausgangsgewichts zu setzen, ist sinnvoll, da dieses Ziel realistischerweise erreichbar ist. Ein solcher Gewichtsverlust kann zudem auch aufrechterhalten werden. Hingegen führen unrealistische Ziele unweigerlich zu Misserfolgserlebnissen und

Enttäuschung. Weitere Argumente, die für einen solchen Gewichtsverlust sprechen, sind:

- Verbesserung von und/oder geringeres Risiko für medizinische Erkrankungen, wie z. B. Herz-Kreislauf-Erkrankungen und Zuckerkrankheit (Diabetes mellitus Typ 2),
- Verbesserung von und/oder geringeres Risiko für psychische Probleme wie z. B. Depressivität und Ängstlichkeit,
- geringere Stigmatisierung aufgrund geringeren Gewichts und
- Erhöhung der Lebensqualität.

4.1.2 Wie kann ich mich motivieren?

Häufig spricht eine ganze Reihe von Gründen für eine Gewichtsreduktion. Jedoch bedarf diese zahlreicher Veränderungen Ihrer bisherigen Lebensgewohnheiten (z. B. Veränderungen in Ernährung und Bewegung). Bevor Sie mit einer Gewichtsreduktion beginnen, hinterfragen Sie daher Ihre Motivation. Wägen Sie Gründe für und gegen eine Behandlung ab. In Tabelle 4 haben wir einige mögliche Pro- und Kontra-Argumente zusammengestellt. Erweitern Sie diese mit Ihren ganz persönlichen Gründen. Um dies zu erleichtern, könnten Sie die folgende Übung durchführen:

Übung: Des Teufels Advokat

Stellen Sie sich vor, Sie treffen heute vier Personen (zwei Frauen und zwei Männer), die möglicherweise an einem Gewichtsreduktionsprogramm teilnehmen werden, sich aber dazu noch nicht entschlossen haben. Sie haben sich nun bereit erklärt, die vier Personen bei ihrer Entscheidung für oder gegen eine Behandlung zum jetzigen Zeitpunkt zu unterstützen. Beginnen Sie, zunächst Gründe für die Gewichtsreduktion zu nennen (Pro-Argumente). Anschließend benennen Sie Gründe, die gegen eine Behandlung sprechen (Kontra-Argumente).

Nachdem Sie – vielleicht auch mit Unterstützung durch Familie und Freunde – Ihre persönliche Liste vervollständigt haben, versuchen Sie, die Argumente kritisch zu hinterfragen. Sie können dies auch spielerisch machen.

Im Anhang (vgl. S. 69) haben wir für diese Übung das Arbeitsblatt 1 für Sie bereitgestellt.

Tabelle 4: Pro und Kontra einer Gewichtsreduktion

Pro	Kontra
– Wenn ich nichts unternehme, nehme ich immer weiter zu. – Ich kann mich und meinen Körper so nicht ausstehen. – Mein Arzt hat gesagt, dieses hohe Gewicht sei gefährlich. – So finde ich nie einen Partner./ Mein Partner macht sich Sorgen um mich./Mein Partner findet mich nicht schön. – Ich will dieses Problem in den Griff kriegen. – Ich muss es für meine Kinder tun. Ich sollte ein Vorbild sein. – Andere haben es auch geschafft. – Ich will endlich einen Bikini tragen. – Wenn ich etwas will, dann schaffe ich es auch. – Untersuchungen zeigen, dass eine selbstständige Gewichtsreduktion oder Behandlung der Adipositas erfolgreich das Gewicht senken kann, was stabil aufrechterhalten werden kann. – …	– Das Umstellen meiner Ernährungs- und Bewegungsgewohnheiten ist total anstrengend, zeitaufwendig, und es dauert lange, bis ich einen sichtbaren Erfolg erreicht habe. – Ich kann keine Betreuung für meine Kinder organisieren, für die Zeit, in der ich Sport treibe/zur Behandlung kommen soll. – Ich kann mich zurzeit zu gar nichts motivieren. – „Es" kann noch warten. – Mein Berufsalltag lässt es nicht zu, dass ich für die Gewichtsreduktion/Behandlung weggehe. – Ich habe sowieso keine Zeit. – Die Gewichtsreduktion/Behandlung gehört zu den vielen Anläufen, die ich bereits unternommen habe. Bei mir nützt alles nichts! – Alles was ich in die Hände nehme, misslingt. – Ich will gar nicht selbst, nur die anderen wollen. – …

Gerade die Kontra-Argumente nehmen Schwierigkeiten, welche im Verlauf der Gewichtsreduktion auftreten können, vorweg. Wenn Sie sie von Anfang an berücksichtigen und vorausschauend damit umgehen, steigern Sie Ihre Chance, erfolgreich zu sein. Wenn die Kontra-Argumente deutlich überwiegen, kann es jedoch sein, dass für eine Gewichtsreduktion nicht der richtige Zeitpunkt gekommen ist. Wenn die Pro-Argumente überwiegen und Sie das Gefühl haben, Sie könnten von einer Gewichtsreduktion profitieren, empfehlen wir, eine bewusste Entscheidung dafür zu treffen. Beispielsweise könnten Sie mit sich selbst eine klare Abmachung treffen, über welchen Zeitraum Sie sich aktiv um die Gewichtsreduktion bemühen werden. Realistisch und zielführend sind eindeutige Zeiträume mit einer Dauer zwischen vier bis sechs Monaten.

Dabei ist jedoch auch zu berücksichtigen, dass eine langfristige Gewichtsreduktion ein lebenslanges Beibehalten der Verhaltensänderungen voraussetzt. Nach der Gewichtsreduktion sollte das Augenmerk auf einer Stabilisierung des reduzierten Gewichts liegen. Generell sollte für die Gewichtsstabilisierung die Energiebilanz ausgeglichen sein – Energiezufuhr und Energieverbrauch sollten einander entsprechen. Hingegen liegt der Fokus bei der Gewichtsreduktion auf einer negativen Energiebilanz. Kehrt man nach der Gewichtsreduktion zu den „alten" Essgewohnheiten zurück, ist eine Wiederzunahme vorprogrammiert: Denn bei dem durch die Ernährungsumstellung abgesenkten Grundumsatz – der Körper stellt wie bei einer Hungersnot auf ein Energiesparprogramm um – schlagen die „alten" Essgewohnheiten stärker an. Beim „Jojo"-Effekt wird vermehrt Körperfett eingelagert, eine Gewichtszunahme folgt. Dies kann verhindert werden, indem nach erfolgreicher Gewichtsreduktion die veränderten Ernährungsweisen (i. S. einer fettreduzierten Ernährung) und insbesondere die gesteigerte körperliche Aktivität beibehalten werden. Auch veränderte Verhaltensweisen, wie z. B. die Selbstbeobachtung von Ernährung, Bewegung und Körpergewicht, eine Reduktion emotionalen und gezügelten Essens und der Abbau ungünstiger Denkmuster, sollten weiterführend gefestigt werden, um Rückfälle zu vermeiden.

Merke:

Machen Sie kleine Schritte in Bezug auf die ersten Veränderungen. Bereits eine Gewichtsreduktion von 5 bis 10 % im ersten Jahr ist ein toller Erfolg! Motivieren Sie sich, indem Sie Argumente gegen eine Gewichtsreduktion bereits jetzt vorwegnehmen. Treffen Sie eine bewusste Entscheidung für oder gegen eine Gewichtsreduktion über einen konkreten Zeitraum.

4.2 Veränderungsziele in den Bereichen Ernährung und Bewegung festlegen

4.2.1 Ist-Analyse

Mithilfe von sogenannten Selbstbeobachtungsprotokollen können Sie einen Überblick über Ihr Gewicht sowie Ihr Ernährungs- und Bewegungsverhalten erhalten. Diese Protokolle dienen zunächst der Erhebung des Ist-Zustands, können im Verlauf der Gewichtsreduktion und der -stabilisierung jedoch auch der kontinuierlichen Selbstkontrolle dienen.

Selbstbeobachtung des Körpergewichts

Häufig berichten Menschen mit Adipositas, sich nicht regelmäßig zu wiegen. Dies kann ganz unterschiedliche Gründe haben – z. B. Angst, erneut zugenommen zu haben, oder das genaue Gewicht nicht wissen zu wollen. Für eine Gewichtsreduktion ist es jedoch wichtig, sein (Ausgangs-)Gewicht zu kennen und Veränderungen über den Verlauf zu beobachten. Daher sollten Sie sich regelmäßig, d. h. einmal wöchentlich auf die Waage stellen. Wichtig ist es, sich einen festen Termin zum Wiegen zu suchen: Wählen Sie einen festen Wochentag und eine feste Tageszeit, z. B. sonntags nach dem Aufstehen. Nur durch Regelmäßigkeit wird es möglich, einen Zusammenhang zwischen Veränderungen in der Ernährung und der Bewegung und Ihrem Gewicht herzustellen. Notieren Sie Ihr wöchentlich erfasstes Gewicht (z. B. im Ernährungsprotokoll, siehe nächster Abschnitt).

Selbstbeobachtung der Ernährung

Bei Maßnahmen zur Gewichtsreduktion werden in den meisten Fällen Ernährungsprotokolle verwendet, in denen die Art und Menge der gegessenen Lebensmittel notiert werden. Dies bedeutet nicht, dass Sie ab sofort alle Nahrungsmengen abwiegen müssen – häufig reicht das reine Schätzen (z. B. durch Angabe üblicher Haushaltsmengen wie Esslöffel oder Stückzahlen). Darüber hinaus können Sie mit Hilfe eines standardisierten Protokolls, z. B. des Marburger Ernährungsprotokolls (Hilbert & Tuschen-Caffier, 2010), neben der Art und Menge der verzehrten Nahrungsmittel und Getränke weitere wichtige Informationen zu Ihrem Essverhalten erfassen – z. B. wo und mit wem gegessen wurde, Anfang und Ende der Mahlzeit, Hunger vor dem

Essen, aber auch einen möglichen Kontrollverlust beim Essen sowie die vorausgehende Stimmung. Ziel ist es dabei, alle Informationen möglichst zeitnah im Protokoll festzuhalten, d. h. es mehrfach am Tag, möglichst nach dem Essen, zur Hand zu nehmen und die Mahlzeiten, Zwischenmahlzeiten und auch Snacks einzutragen. Nur so können Erinnerungsfehler und -lücken vermieden werden. Neben papierbasierten Ernährungsprotokollen stehen auch zahlreiche (nicht) kommerzielle Angebote elektronisch zur Verfügung (z. B. Apps). Jedoch erfassen diese in den meisten Fällen ausschließlich die Art und Menge der verzehrten Nahrung und beachten andere wichtige Aspekte (z. B. Hunger, Stimmung) nicht ausreichend.

Ein Ernährungsprotokoll, welches Sie für Ihre Aufzeichnungen nutzen könnten, sowie eine Anleitung zum Ausfüllen des Protokolls finden Sie als Arbeitsblatt 2 im Anhang (vgl. S. 70 f.).

Wie Sie bereits am ersten Tag, an dem Sie ein Ernährungsprotokoll führen, merken werden, ist es relativ aufwendig, alle Nahrungsmittel und Getränke sowie die zahlreichen Zusatzinformationen festzuhalten – der Aufwand lohnt sich in der Regel jedoch (vgl. Kapitel 4.3). Darüber hinaus können durch die Auseinandersetzung mit dem eigenen Essverhalten und dessen problematischen Seiten auch negative Gedanken und Gefühle entstehen, z. B. dass die Probleme nicht zu bewältigen seien. Wir möchten Ihnen jedoch versichern: Mit der Protokollierung machen Sie einen ersten wichtigen Schritt hin zur Veränderung Ihres Essverhaltens und zur Erreichung Ihres Zielgewichts. Wissenschaftliche Studien haben gezeigt, dass das regelmäßige Führen eines Ernährungsprotokolls einen besseren Gewichtsreduktionserfolg vorhersagt. Probleme beim Führen des Protokolls können schrittweise angegangen werden.

Selbstbeobachtung der Bewegung

Wie das Essverhalten können Sie auch Ihr Bewegungsverhalten protokollieren, z. B. in einem Bewegungsprotokoll (vgl. Hilbert & Tuschen-Caffier, 2010). Um sich den Dokumentationsaufwand zu erleichtern, seien gerade für die Aufzeichnung des alltäglichen Bewegungsverhaltens Schrittzähler (Pedometer) empfohlen. Diese Geräte sind leicht zu handhaben und kostengünstig in der Anschaffung. Darüber hinaus erlauben zahlreiche Apps und weitere elektronische Geräte eine Erfassung der Bewegung. Durch diese Aufzeichnungen erhalten Sie schnell Rückmeldung über den Ist-Zustand

Ihrer körperlichen Aktivität und haben die Möglichkeit zu erkennen, wo Veränderungen sinnvoll sind.

Fallbeispiel:
Was beobachtet Gabriele S. bei sich? Was sollte sie verändern?

Nachdem sie ein Ernährungsprotokoll geführt hat, stellt Gabriele S. fest, dass sie nur am Abend regelmäßig eine Mahlzeit isst, wenn ihr Mann von der Arbeit kommt. Dies ist als Ausgangspunkt für regelmäßige Mahlzeiten anzusehen! Der Rest des Tages ist hingegen wenig strukturiert: Sie geht ohne zu frühstücken zur Arbeit, isst am späten Vormittag „zwischen Tür und Angel" ein Croissant und trinkt einen Kaffee. Über den Tag verteilt nascht sie viel, um aufkommende Hungergefühle zu unterdrücken. Zudem bemerkt Gabriele S., dass sie sich kaum noch bewegt. Selbst bei Spaziergängen oder auf dem Weg zu Fuß zum Supermarkt muss sie feststellen, „außer Puste" zu sein. Ihre Stimmung ist auf einem Tiefpunkt – sie fühlt sich einsam, traurig und lustlos. Gabriele S. stellt daraufhin fest, dass es für sie wohl ratsam wäre, regelmäßiger zu essen, langsam wieder in Bewegung zu kommen, um fitter zu werden und zu lernen, mit ihren Gefühlen anders umzugehen, um sich nicht so „herunterziehen zu lassen".

Merke:

Vor Beginn einer Gewichtsreduktion und der Einführung von Veränderungen sollten Sie Ihr Körpergewicht, Ernährungs- und Bewegungsverhalten für mindestens eine Woche protokollieren. Wählen Sie am besten eine „normale" Woche aus und notieren Sie alle Nahrungsmittel und Getränke sowie alle körperlichen Aktivitäten. Zur Protokollierung eignen sich standardisierte Vorlagen (i. S. von Tagesprotokollen) und Schrittzähler.

4.2.2 Von der Ist- zur Soll-Analyse

Nachdem Sie mindestens für eine Woche Ihr Ernährungs- und Bewegungsverhalten protokolliert haben, können Sie aus Ihren Protokollen drei erste Verhaltensänderungen ableiten. Es empfiehlt sich, nicht mehr Verhaltensänderungen abzuleiten, um sich realistische, zu schaffende Ziele zu setzen.

Beantworten Sie für Ihr Ernährungs- und Bewegungsverhalten mithilfe Ihrer Protokolle beispielsweise folgende Fragen:

- Essen Sie regelmäßig, d. h. mindestens drei Hauptmahlzeiten pro Tag?
- Gibt es während der Wachphase Zeiten von mehr als fünf Stunden am Stück, in denen Sie nichts gegessen haben?

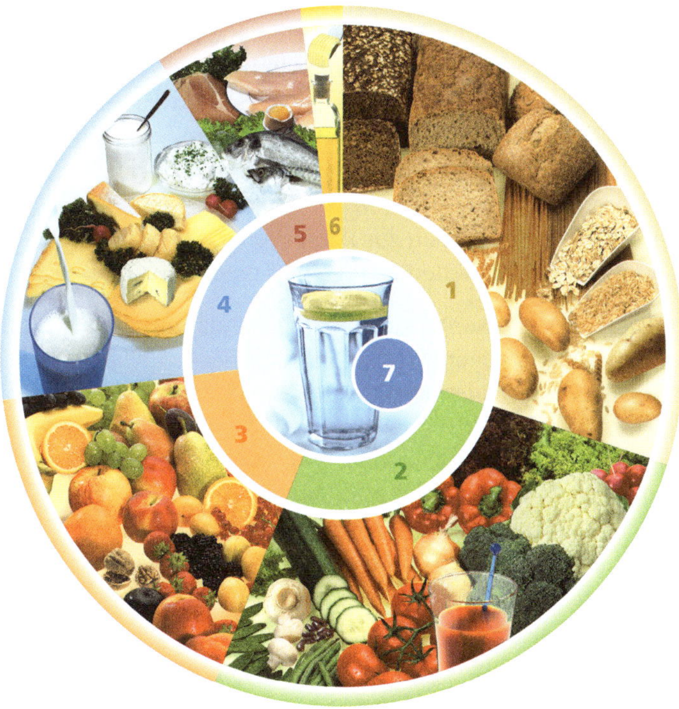

Legende: Der Ernährungskreis der Deutschen Gesellschaft für Ernährung e. V. (DGE) dient als Wegweiser für eine vollwertige Ernährung. Er teilt das Lebensmittelangebot in sieben Gruppen ein und erleichtert so die tägliche Lebensmittelauswahl. Je größer ein Kreissegment ist, desto größere Mengen sollten täglich aus dieser Gruppe verzehrt werden. Lebensmittel aus kleinen Segmenten sollten sparsam verwendet werden. Für eine abwechslungsreiche Ernährung sollte die Lebensmittelvielfalt der einzelnen Gruppen genutzt werden. 1 = Getreide, Getreideprodukte, Kartoffeln; 2 = Gemüse, Salat; 3 = Obst; 4 = Milch und Milchprodukte; 5 = Fleisch, Wurst, Fisch und Eier; 6 = Öle und Fett; 7 = Getränke

Abbildung 3: DGE-Ernährungskreis® (© Deutsche Gesellschaft für Ernährung e. V., Bonn, Abdruck erfolgt mit freundlicher Genehmigung)

- Wie stark ist Ihr Hunger vor dem Essen? Essen Sie häufiger, ohne Hunger zu haben? Sind Sie zuweilen regelrecht ausgehungert?
- Essen Sie manchmal aus Stress, Traurigkeit oder anderen negativen Gefühlen?
- Essen Sie, bis Sie sich satt fühlen? Können Sie ein Sättigungsgefühl spüren?
- Wie viele Kalorien nehmen Sie schätzungsweise zu sich?
- Wie ausgewogen ist Ihre Ernährung, wenn Sie die verzehrten Nahrungsmittel mit dem Ernährungskreis (vgl. Abbildung 3) vergleichen? Welche Anteile haben beispielsweise Fleisch, Obst und Gemüse? Sie können hierzu den Ernährungskreis in Abbildung 3 zum Vergleich nutzen.
- Bewegen Sie sich regelmäßig? Wie viel (z. B. wie viele Schritte) bewegen Sie sich pro Tag?
- Fehlen Ihnen Gelegenheiten zur körperlichen Bewegung im Alltag?
- Fehlen Ihnen Gelegenheiten zu regelmäßigem Sport?

Basierend auf Ihren Antworten können Sie Veränderungsziele für Ihre Ernährung und Bewegung ableiten. Wie für das realistische Zielgewicht sollten Sie auch in Bezug auf Veränderungen in Ernährung und Bewegung realistische Ziele entwickeln, damit Sie die angestrebte Gewichtsreduktion erreichen können. Einige Beispiele für solche realistischen Veränderungsziele sind in Abbildung 4 festgehalten. Diese sollten möglichst konkret sein (nicht „Ich werde weniger Fleisch essen.“, sondern „Ich werde in der kommenden Woche zweimal Fleisch essen.“; nicht „Ich werde mehr Gemüse essen.“, sondern „Ich werde in der kommenden Woche jeden Tag einmal zwei Portionen Gemüse und eine Portion Obst essen.“). Ihre persönlichen Veränderungsziele können Sie, wie in der Abbildung beschrieben, zusammenstellen.

Im Anhang (vgl. S. 73) haben wir das Arbeitsblatt 3 für das Festhalten Ihrer persönlichen Veränderungsziele bereitgestellt. Achten Sie darauf, dass Sie Ziele festhalten, die Sie mit hoher Wahrscheinlichkeit (z. B. 80 %) erreichen können.

Natürlich können neben Veränderungszielen in Ernährung und Bewegung auch weitere Änderungen notwendig erscheinen, um erfolgreich Gewicht zu reduzieren. Betroffene berichten beispielsweise häufig, dass negative Gefühle wie Wut, Ärger und Traurigkeit dazu führen, sich nicht gesund und ausgewogen zu ernähren (i. S. emotionalen Essens). Wichtiges Ziel wäre es dann, für solche emotionalen Zustände andere Bewältigungsmöglichkeiten

Arbeitsblatt: Was kann ich JETZT verändern? 3

☒ **Ernährungsverhalten** Mittagessen selbst zubereiten oder in der Kantine essen, statt Fertiggerichte aus dem Kühlschrank

☐ **Essverhalten**

☒ **Bewegungsverhalten** Zweimal am Tag mit dem Hund rausgehen und zweimal in der Woche mit dem Fahrrad zur Arbeit

☒ **Umgang mit Gefühlen (z. B. Traurigkeit, Ängstlichkeit)** Bei Zweifeln an mir und/oder der Gewichtsreduktion bewerte ich diese nicht, sondern lasse die Gedanken vorbeiziehen

☐ **Essen als Belohnung, Drang zu essen**

☐ **Umgang mit Impulsen**

☒ **Soziale Unterstützung** Ich frage meine Freundin, ob sie mit mir zweimal in der Woche spazieren geht

Abbildung 4: Beispiele für realistische Veränderungsziele

zu finden, die für Ihre angestrebte Gewichtsreduktion günstiger sind, als zu essen. Andere Betroffene berichten, sich durch ihr Umfeld in den bisherigen Versuchen einer Gewichtsreduktion nicht ausreichend unterstützt gefühlt zu haben. Hierbei kann es hilfreich sein, von Anfang an zu versuchen, Familie, Freunde und Kollegen mit in die Gewichtsreduktion einzubinden (i. S. sozialer Unterstützung).

Merke:

Wenn es schwerfällt, Veränderungsziele in den Bereichen Ernährung, Bewegung und Verhalten abzuleiten, kann es hilfreich sein, professionelle Unterstützung in Anspruch zu nehmen, z. B. eine multimodale Verhaltenstherapie über entsprechende Fachleute aufzusuchen (Ernährungsfachkraft, Bewegungstherapeut, Psychologe und/oder Arzt). Dies gilt auch bei Schwierigkeiten bei den im Folgenden beschriebenen Schritten zur Veränderung von Ernährung, Bewegung und Verhalten.

4.3 Veränderung der Ernährung

Wie bereits zuvor erläutert, ist es für eine Gewichtsreduktion entscheidend, dass eine negative Energiebilanz erreicht wird. Dabei sollte die Energiezufuhr moderat, aber über die Phase der Gewichtsreduktion hinweg möglichst dauerhaft den Energieverbrauch unterschreiten. Es empfiehlt sich, den Kohlenhydrat- und/oder Fettverzehr so zu reduzieren, dass ein Energiedefizit von ca. 500 kcal/Tag entsteht, um pro Woche ca. 0,5 kg an Gewicht zu verlieren. Diese 500 kcal entsprechen dabei in etwa dem Kaloriengehalt einer 100 g-Tafel Vollmilchschokolade, 100 g Chips, 1,25 l Cola-Getränk oder zwei Croissants. Generell stehen Ihnen zur Herstellung des Energiedefizits drei Möglichkeiten zur Verfügung:

- Weniger von bestimmten Nahrungsmitteln essen,
- Ersetzen von Nahrungsmitteln und
- Auslassen von Nahrungsmitteln. Letzteres ist jedoch eine allenfalls kurzfristig geeignete Maßnahme bei Nahrungsmitteln, welche mit hoher Wahrscheinlichkeit Überessen und Essanfälle auslösen. Grundsätzlich sollten keine „verbotenen Speisen“ bestehen (vgl. auch die Ausführungen zur flexiblen Kontrolle).

Auf eine ausgewogene Ernährung achten

Wenn Sie Ihr in den Ernährungsprotokollen festgehaltenes Ernährungsverhalten mit den Empfehlungen zum täglichen Verzehr von Lebensmitteln abgleichen, wie im Ernährungskreis in Abbildung 3 dargestellt, können Sie wahrscheinlich erkennen, wo mögliche „Schwachstellen" liegen und wo Ihre Ernährung von einer gesunden und ausgewogenen Ernährung abweicht (z.B. in Bezug auf die empfohlene Menge oder die Art der Lebensmittel). Dabei sollte für gesunde Erwachsene ein Anteil von 15% bis 20% der Nährstoffzufuhr aus Eiweiß, 30% aus Fett und etwa 50% bis 55% aus Kohlenhydraten bestehen. Wählen Sie dann zunächst Nahrungsmittel und Situationen aus, bei denen Sie eine Veränderung hin zu gesunder und ausgewogener Ernährung sehr wahrscheinlich (d.h. mit einer selbst eingeschätzten, mindestens 80% betragenden Sicherheit) erfolgreich erreichen können. Wie konkrete und realistische Ziele Ihrer Ernährung zur Gewichtsreduktion aussehen könnten, ist in Abbildung 5 dargestellt.

> Zum schriftlichen Festhalten von realistischen Zielen Ihrer Ernährung zur Gewichtsreduktion können Sie die Vorlage in Arbeitsblatt 4 nutzen, welches Sie im Anhang (vgl. S. 74) finden.

Ausführliche Empfehlungen zu gesunder und ausgewogener Ernährung sowie zu Inhaltsangaben der meisten Lebensmittel erhalten Sie beispielsweise im Internet (z.B. auf den Webseiten deutschsprachiger Gesellschaften für Ernährung: www.dge.de, www.sge-ssn.ch oder www.oege.at). Eine selbstständige, detaillierte Auswertung von Ernährungsprotokollen und individuelle Planung der Ernährungsumstellung kann schwierig sein; die Teilnahme an einer multimodalen Verhaltenstherapie oder Beratung durch eine Ernährungsfachkraft kann dies ermöglichen. Darüber hinaus erlauben kommerzielle Apps ebenfalls eine Auswertung der eingegebenen Lebensmittel. Einschränkend sei hier jedoch darauf verwiesen, dass oft nur eine gewisse Auswahl von Lebensmitteln verfügbar ist und nicht offensichtlich ist, auf welcher Grundlage Kalorien etc. berechnet werden.

Ernährungs- und Diätfehler vermeiden: Flexible Kontrolle üben

Ein wichtiges Ziel in der Ernährungsumstellung ist, dass Sie Ernährungs- und Diätfehler vermeiden und Ihr Essverhalten kontinuierlich selbst in einer flexiblen Weise kontrollieren. Dies ist ein wichtiger Schritt hin zu einer lang-

Arbeitsblatt: Verhaltensziele zur Veränderung der Ernährung 4

Gesündere Ernährung in der Woche vom 13. 6. bis 19. 6. 2016

Bisher:	*Jetzt und künftig:*
Viel Fett und Snacks jeden Tag	Meine Hauptmahlzeit besteht zu 1/3 aus Fleisch oder Fisch, wenig Sauce und viel Beilagen (Kartoffeln, Reis, Teigwaren, Gemüse oder Salat)

Zielerreichung: Wie sicher bin ich mir, dass ich mein Ziel erreiche?

0 % ______________________X_____ 100 %

Viel Süßgetränke jeden Tag	Je ein Süßgetränk an 3 Tagen in der Woche

Zielerreichung: Wie sicher bin ich mir, dass ich mein Ziel erreiche?

0 % _________________X__________ 100 %

Wenig Salat und Gemüse	Mehr Salat und Gemüse, d.h. jeden Tag zweimal eine Handvoll

Zielerreichung: Wie sicher bin ich mir, dass ich mein Ziel erreiche?

0 % ____________________X_______ 100 %

Abbildung 5: Einführen erster Verhaltensziele zur Veränderung der Ernährung

fristigen Normalisierung des Körpergewichts. Flexible Kontrolle bedeutet, anhaltend darauf zu achten, sich gesund und ausgewogen zu ernähren – also zu beobachten, was, wie viel und wie ausgewogen Sie essen (in Anlehnung an den Ernährungskreis), sich Ausnahmen jedoch zu gestatten, z. B. kleine Mengen an Süßigkeiten essen zu dürfen. Flexible Kontrolle bedeutet also nicht, dass bestimmte kalorienreiche Nahrungsmittel, wie z. B. Schokolade oder Chips, gänzlich verboten sind. Rigide Kontrolle hingegen würde bedeuten, dass ein ausgeprägtes „Alles oder Nichts"-Prinzip Ihre Ernährung leitet. Bereits kleine Abweichungen oder Überschreitungen von einem selbstgesetzten Ernährungsplan (z. B. Essen eines Schokoriegels, obwohl dies zuvor aus dem Ernährungsplan gänzlich gestrichen wurde) könnten dann dazu führen, dass es anschließend zu Kontrolldurchbrüchen kommt. Oft geht dies einher mit Gedanken wie „Jetzt ist dann auch alles egal!" (i. S. eines Kontrollverlusts), sodass in der Folge sogar Essanfälle auftreten können. Dies verdeutlicht die Wichtigkeit flexibler Kontrolle in der Gewichtsreduktion, da diese Spielräume und Möglichkeiten zur Kompensation erlaubt und das Risiko für Kontrolldurchbrüche minimiert. Dafür kann es hilfreich sein, nur eine begrenzte Menge „schwieriger" Lebensmittel im Haushalt zu haben, nur im satten Zustand Lebensmittel einkaufen zu gehen oder während des Essens Ablenkungen durch Fernsehen, Zeitungslesen und Handy- bzw. Computernutzung zu vermeiden. Dies ist auch Voraussetzung, um die Bewusstheit in Bezug auf Ihre Ernährung zu steigern und mit „schwierigen" Lebensmitteln (z. B. Süßes oder Chips) umgehen zu lernen.

Regelmäßigkeit des Essens beachten

Nachdem Sie sich bewusst gemacht haben, was Sie essen sollten (= Veränderung des Ernährungsverhaltens), können Sie sich überlegen, wann Sie essen sollten. Dabei stellt die Einführung regelmäßiger Mahlzeiten eine wichtige Bewältigungsstrategie in der Veränderung des Essverhaltens dar. Entsprechend gängiger Empfehlungen (z. B. der Deutschen Gesellschaft für Ernährung e. V., www.dge.de) umfasst ein regelmäßiger Mahlzeitenplan für gesunde Erwachsene:

- drei Hauptmahlzeiten,
- wenn möglich und hilfreich, zwei Zwischenmahlzeiten (z. B. Snacks wie Früchte und Gemüse) und
- regelmäßiges Trinken kalorienfreier Getränke (z. B. Wasser, ungesüßter Tee).

Manchen Personen fällt es leichter, Zwischenmahlzeiten wegzulassen, als bereits begonnene (Zwischen-)Mahlzeiten ohne Überessen zu beenden. Für diese Personen empfiehlt es sich, sich auf die Hauptmahlzeiten zu beschränken, um insgesamt weniger Kalorien zu sich zu nehmen.

Grundsätzlich gilt: Durch regelmäßige Haupt- und Zwischenmahlzeiten angemessenen Umfangs können starke Hungergefühle vermieden und das Essverhalten unter Kontrolle gehalten werden. Prinzipiell sollten zwischen den Mahlzeiten dabei nicht mehr als drei Stunden liegen. Zwischen den geplanten Mahlzeiten sollten Sie versuchen, auf weiteres Essen zu verzichten. Häufig fällt es zunächst schwer, diese Verhaltensänderungen umzusetzen. Am besten probieren Sie ein regelmäßiges Essverhalten ein bis zwei Wochen lang für sich aus – häufig sind positive Wirkungen dieser regelmäßigen Mahlzeiten dann bereits erfahrbar, ganz ähnlich wie Sie es von Medikamenten kennen, die erst nach regelmäßiger Einnahme wirksam werden!

Umgang mit unkontrolliertem Essen erarbeiten

Schauen Sie zusätzlich in Ihren Ernährungsprotokollen nach, ob es Situationen gab, in denen Sie zu viel oder unkontrolliert gegessen haben oder übermäßig kohlenhydrat- und/oder fettreiche Nahrungsmittel (z. B. Schokolade oder Chips) verzehrt haben. Diese „Schlüsselsituationen“ empfehlen wir, mithilfe des sogenannten „ABC“-Modells genauer zu analysieren. Das ABC-Modell unterscheidet dabei Auslöser (A), Problemverhalten (B) und Folgen (C). Hilfreiche Fragen zur Erarbeitung eines ABC-Modells sind in Tabelle 5 dargestellt.

Tabelle 5: Erarbeitung eines ABC-Modells

	Ziel	Fragen
A	Beschreibung der Auslöser	– Wo? – Mit wem? – Wann?
B	Beschreibung des Problemverhaltens	– Was genau haben Sie gemacht? – Wie haben sich ggf. andere an der Situation Beteiligte verhalten?
C	Beschreibung der Folgen	– Wie haben Sie in bzw. nach der Situation über sich und Ihr Verhalten gedacht? – Was haben Sie gefühlt?

Arbeitsblatt: Mein ABC-Modell **5**

A = Auslöser Welches waren die Auslöser?	*Notfallplan A* Wie kann ich das Risiko reduzieren?
Fast den ganzen Tag nichts gegessen und komme gestresst nach Hause, wollte nur noch meine Ruhe	Dreimal täglich essen einplanen, zusätzlich eine Zwischenmahlzeit, Ruhe durch Gang in den Garten
B = Problematisches Verhalten **Was war genau das Problemverhalten?**	***Notfallplan B*** **Was kann ich in der Situation tun?**
Chips während des Telefonierens gegessen, ohne zu merken, wie viel ich esse	1. Keine Chips kaufen bzw. meinem Mann sagen, dass er keine mehr kaufen soll 2. Für Zwischenmahlzeit Früchte oder Gemüse schon geschält und geschnitten kaufen und diese möglichst planmäßig essen
C = Folgen **Was waren die Folgen?**	***Notfallplan C*** **Was kann ich gegen die Folgen tun?**
Zweifle an mir selbst und fühle mich schuldig	1. Ich bewerte nicht! ABC-Modell und Ideen aufschreiben, um Risiko zu senken 2. Ich sage mir, ich arbeite weiter an mir 3. Regelmäßig essen, keine Mahlzeiten auslassen

Abbildung 6: Beispiel für ein ABC-Modell mit Notfallplänen

Nachdem Sie Ihr eigenes Problemverhalten identifiziert haben, können Sie Notfallpläne mit Bewältigungsstrategien für den Alltag entwickeln, um diese anstelle der alten ungünstigen Verhaltensweisen einzusetzen. Ihre Bewältigungsstrategien sollten dabei so geplant und formuliert sein, dass Sie sie ebenfalls wieder mit hoher Sicherheit (80 %) erreichen können. Ein Beispiel für ein ABC-Modell mit entsprechenden Notfallplänen auf den drei Ebenen Auslöser, problematisches Verhalten und Folgen finden Sie in Abbildung 6.

Zum eigenen Ausarbeiten eines ABC-Modells können Sie das Arbeitsblatt 5 nutzen, welches Sie im Anhang (vgl. S. 75) finden.

Merke:

Es gibt verschiedene Strategien, Ihr realistisches Zielgewicht durch eine Veränderung der Ernährung zu erreichen. Wählen Sie für Sie persönlich günstige und erfolgversprechende Strategien aus und setzen Sie sich realistische Verhaltensziele! Fangen Sie mit kleinen Veränderungen an und steigern Sie diese in für Sie passenden Zeiträumen. Verzweifeln Sie nicht, wenn nicht alle Strategien gleich erfolgreich sind. Eine langfristige Gewichtsreduktion ist zielführender als eine kurzfristige. Sollten Sie mit den Verhaltensänderungen nicht zurechtkommen, kann es ratsam sein, sich Hilfe von Fachleuten zu holen.

4.4 Veränderung der Bewegung

Wie bereits in Kapitel 3 beschrieben, können Sie eine negative Energiebilanz mittels einer Steigerung der körperlichen Bewegung fördern, zusätzlich zu einer Verringerung der Energiezufuhr. Körperliche Aktivität trägt außerdem nachgewiesenermaßen zu einer Verbesserung des psychischen Wohlbefindens bei. Wir empfehlen Ihnen, eine Steigerung der Bewegung im Alltag anzustreben sowie mehr Sport zu treiben.

Wichtige Grundregeln sind dabei:
- Jeder Schritt zählt!
- Um die Gewichtsreduktion zu unterstützen, sollten Sie sich mehr als 150 Minuten pro Woche so bewegen, dass Sie schneller atmen und ins Schwitzen kommen.

- Wählen Sie Bewegungsarten, die für Sie durchführbar sind und Ihren Körper nicht zu sehr belasten. Starten Sie beispielsweise mit raschem Spazierengehen oder Walking.
- Steigern Sie Ihre Bewegung im Alltag.

Sollten Sie unsicher sein, wie Sie aktiv sein können, prüfen Sie gemeinsam mit einem Arzt bzw. Sporttherapeuten, welche Bewegungsarten und -intensitäten möglich sind. Schätzen Sie dabei zunächst selbst ein, wie viele Minuten Sie pro Woche mit einer mittleren Intensität, bei der Sie schneller atmen und ins Schwitzen kommen, körperlich aktiv sind (z. B. über das Führen eines Bewegungsprotokolls, Pedometer). Überlegen Sie anschließend, wie Sie Ihre Bewegung im Alltag steigern und geeignete Sportarten finden können. Ein Beispiel für einen Wochenplan zur Bewegungssteigerung ist in Abbildung 7 dargestellt.

> Im Anhang (vgl. S. 76) finden Sie in Arbeitsblatt 6 eine Vorlage für einen Wochenplan zur Bewegungssteigerung, in dem Sie festhalten können, wo, wie oft und wie lange Sie welche Bewegung ausgeführt haben.

Setzten Sie sich auch hier realistische Ziele und finden Sie die entsprechenden (zeitlichen) Freiräume im Alltag. Wenn Sie aktiver werden, kann es sein, dass Sie dies zunächst nicht als unbedingt positiv, sondern eher als unangenehm erleben. Sehen Sie die Bewegungssteigerung dann eher als „Mittel zum Zweck“ an, um Ihr Zielgewicht erreichen und langfristig halten zu können. Achten Sie darauf, Ihre Bewegung schrittweise auszubauen. Mit einer Verbesserung Ihres Trainingszustandes – meist innerhalb von vier Wochen zu bemerken – steigt zumeist auch die Freude an der Bewegung.

Wir möchten vorwegnehmen, dass sich viele Menschen mit Adipositas scheuen, sich sportlich zu betätigen. Vielleicht haben Sie selbst schon einmal die Erfahrung gemacht, dass Sie dabei aus Gewichtsgründen von anderen abgewertet (stigmatisiert) wurden. Vielleicht schämen Sie sich, in der Öffentlichkeit Sport zu treiben. Wir empfehlen Ihnen in solchen Fällen, gezielt eine Sportgruppe für Übergewichtige aufzusuchen oder Zeiten zu wählen, die weniger stark von anderen Sportlern frequentiert werden. Zusätzlich können Sie sich überlegen, wie Sie sich selbst in solchen Situationen wehren können – z. B. indem Sie bei abwertenden Blicken oder einer Beleidigung

Arbeitsblatt: Wochenplan zur Bewegungssteigerung 6

Mehr Bewegung im Alltag	Heute gemacht: Wo, wie oft, wie lange?
Treppensteigen (Wo?, Wann?, Wie oft?)	z. B. zu Hause und auf Arbeit (4x je 5 Minuten)
Rasen mähen	—
Zu Fuß gehen	z. B. Einkaufen (1x 15 Minuten)
Fahrradfahren (z. B. zur Arbeit)	Arbeitsweg (2x 15 Minuten)
Fernbedienung wegschließen	—
Unkraut jäten	—
Mehr Sport	**Wann gemacht und wie lange?**
Rasches Gehen („Walking")	—
Schwimmen	z. B. montags (30 Minuten)
Fahrradtour unternehmen	z. B. sonntags (60 Minuten)
Bisherige Bewegung pro Woche im Alltag und beim Sport	**Hinzugewonnene Minuten an Bewegung pro Woche im Alltag und beim Sport**
ca. 70 Minuten	ca. 2 Stunden und 20 Minuten

Abbildung 7: Mehr Bewegung im Alltag

äußern: „Ich tue etwas für mich und meine Gesundheit, bitte hindern Sie mich nicht daran!“ oder: „Sie haben kein Recht, mich so zu behandeln.“ Niemand hat das Recht, Sie schlecht zu behandeln. Sich zu wehren, ist umgekehrt Ihr gutes Recht!

Merke:

Bereits 30 Minuten körperliche Bewegung an fünf Tagen in der Woche genügen, um Ihre Gewichtsreduktion erfolgreicher zu machen und Ihr Gewicht zu stabilisieren. Finden Sie Möglichkeiten und Freiräume, Ihre Bewegung im Alltag (z. B. Fußwege statt Auto oder Treppensteigen statt Aufzug) und/oder sportliche Betätigungen zu steigern und bauen Sie diese langsam aus.

Fallbeispiel: Was hat Gabriele S. verändert?

Im Zuge einer regelmäßigen Ernährung mit Frühstück, Mittag- und Abendessen hat sie begonnen, auch am Mittag zu kochen. Zwar klappt dies nicht jeden Tag, jedoch steigt die Motivation hierfür mit jedem Mal, wenn es ihr gelungen ist. Außerdem kocht sie mehr und friert das Essen portionsweise ein. Gabriele S. achtet darauf, die Fettzufuhr durch Fleisch, Fisch und Veränderungen in den Beilagen auf ein Drittel der gesamten Energiezufuhr zu begrenzen.

Um sich langsam an körperliche Aktivitäten heranzutasten, hat sie begonnen, jeden Nachmittag etwa 15 Minuten spazieren zu gehen. Bereits nach zwei Wochen konnte Gabriele S. sich zudem motivieren, den Heimtrainer ihres Ehemannes zu nutzen. Dies tut sie an zwei Tagen in der Woche für 30 Minuten – für sie eine tolle Alternative, auch bei schlechtem Wetter! Eine Ausweitung der Aktivitäten ist geplant.

Gerade nach den körperlichen Aktivitäten bemerkt Gabriele S. einen starken „Heißhunger auf Süßes“. In früheren Diäten hatte sie dann streng nach Plan auf Schokolade & Co. verzichtet. Jetzt ist ihr jedoch klar, dass ein rigider Verzicht die Lust auf Süßes nicht mindern wird. Sie übt sich in flexibler Kontrolle und plant deshalb jeden Tag eine kleine Portion Schokolade in ihren Ernährungsplan ein.

4.5 Umgang mit Schwierigkeiten und Risikosituationen

Sie werden merken, wie schnell erste Verhaltensänderungen geplant und manchmal auch umgesetzt sind. Dabei ist es jedoch nicht unwahrscheinlich, dass sich Schwierigkeiten und Risikosituationen einstellen. Einiges davon haben Sie bei der Bearbeitung der vorherigen Abschnitte vielleicht erkennen und verändern können. Generell ist es ratsam, Schwierigkeiten und Risikosituationen selbst anzugehen. Denn diese gehören zum Leben dazu und können nicht immer vermieden werden. Im folgenden Abschnitt möchten wir Sie daher ermutigen und unterstützen, durch das aktive Hinterfragen und Identifizieren solcher Situationen diese im Voraus zu planen, zu kontrollieren und zu bewältigen.

4.5.1 Schwierigkeiten und Risikosituationen erkennen

Stellen Sie sich zunächst selbst folgende Fragen und versuchen Sie, diese bestmöglich zu beantworten:

- In welchem Bereich erwarte ich in den nächsten Wochen Schwierigkeiten?
- Wie sicher bin ich mir, dass diese auftreten?
- Gibt es weitere Bereiche, in denen Schwierigkeiten mit einer noch deutlicheren Wahrscheinlichkeit auftreten werden?
- Kenne ich meine Risikosituationen? Welche sind das?
- Wie häufig gerate ich in Risikosituationen?
- Wann wird mich die nächste Risikosituation erwarten?

Ihre Überlegungen können Sie auch auf dem Arbeitsblatt 7 notieren, welches Sie im Anhang (vgl. S. 77) finden.

Einige Beispiele haben wir für Sie in Abbildung 8 zusammengetragen. Dabei wird klar: Schwierigkeiten sind ganz normal – sie gehören zum Leben und müssen daher von uns einerseits akzeptiert werden. Andererseits stellen sie jedoch wichtige Herausforderungen dar, an denen man lernen und wachsen kann und muss. Mit Schwierigkeiten umgehen zu können, steigert häufig die Selbstwirksamkeit, d. h. das Gefühl, etwas selbst bewirken zu können, und das Selbstvertrauen.

Arbeitsblatt: „Die Welle reiten lernen" – Teil 1

7

Wichtigste, zu erwartende Schwierigkeiten oder „lernen, die Welle kommen zu sehen"	Wann? Welches Verhaltensziel wird gefährdet?
Weihnachtsferien nach einer Phase mit hoher Arbeitsbelastung, Kinder sind bei meinem Mann, bin am 24. Dezember allein	In 4 Wochen: Essen aus Frust und Selbstverachtung bedroht meinen Vorsatz „Regelmäßig und nur geplante Snacks essen"
Adventszeit und Gebäck	Nächste 4 Wochen: Weniger Fettes und Süßes zu essen, wird schwierig
Geburtstagsfest meiner Mutter	Nächsten Sonntag: Ernährungsplan einhalten wird schwierig, keine Zeit für Walking
Abendtermine mit Geschäftsessen in den nächsten Wochen	Nächste 2 Wochen: Zeiten für Mahlzeiten nicht vorhersehbar, keine Zeit für Walking am Abend

Abbildung 8: Schwierigkeiten als Lernhilfe

4.5.2 Schwierigkeiten und Risikosituationen bewältigen

Nachdem Sie potenzielle Schwierigkeiten und Risikosituationen erkannt haben, können Sie nun eigene Bewältigungsstrategien erarbeiten. Wichtig ist dabei, den Umgang mit diesen vorausschauend zu planen und einzuüben. So können Sie Ihr Selbstvertrauen stärken. Wie in den vorangegangenen Abschnitten empfehlen wir, dass Sie sich dabei realistische Ziele setzen, die Sie mit hoher Wahrscheinlichkeit erreichen können. Wählen Sie im Anschluss Bewältigungsstrategien, welche Sie sich zum jeweiligen Zeitpunkt zutrauen.

Die folgenden Schritte können dabei helfen, Ihre eigenen Schwierigkeiten und Risikosituationen zu hinterfragen und geeignete Bewältigungsstrategien zur Vorsorge selbst zu entwickeln: Lernen Sie, „die Welle zu reiten“!

- Wählen Sie eine Schwierigkeit oder Risikosituation aus.
- Wie sind Sie bisher in diesen Situationen vorgegangen? Was war das Ergebnis Ihrer bisherigen Bemühungen?
- Welche Verhaltensänderungen können Ihnen helfen, den Umgang mit schwierigen Situationen im Bereich Ernährung oder Bewegung zu verbessern?
- Überlegen Sie für diese Situation nun, wie genau es im schlimmsten Fall aussehen würde, wenn im Bereich Ernährung oder Bewegung alles zu 100 % misslingt.
- Wie würde Ihr Verhalten in dieser Situation im Bereich Ernährung oder Bewegung aussehen, wenn es Ihnen gelingen würde, zumindest eine 10 % erfolgreiche Bewältigung zu erreichen – und nur noch 90 % misslingen?
- Wie würde es aussehen, wenn Sie eine 20 %, 30 %, … und 80 % erfolgreiche Bewältigung erreichen könnten? Was wäre dazu von Ihrer Seite her notwendig?“

Ihre eigenen Überlegungen können Sie auf dem Arbeitsblatt 8 festhalten, das Sie im Anhang (vgl. S. 78) finden.

Ein Beispiel finden Sie in Abbildung 9.

Arbeitsblatt: „Die Welle reiten lernen“ – Teil 2

8

Die Welle …	… reiten lernen! (Vorsorgestrategie)
Situation: Beim Geburtstagsfest meiner Mutter	**Ich sorge vor:**
0 % Gelingen/100 % Misslingen: Alles durcheinander essen, kein Walking, fühle mich als Versager	Ich weiß, dass ich am Anfang stehe und erwarte nicht von mir, schwierige Situationen bewältigen zu können – Jedoch will ich es lernen!
20 % Gelingen/80 % Misslingen: Eine notierte Strategie anwenden	1. Regelmäßige Mahlzeiten in den Tagen vor dem Fest, kein „Vorhungern“
40 % Gelingen/60 % Misslingen: Zwei weitere notierte Strategien anwenden	2. Vor dem Essen drei Gläser Wasser trinken 3. Ich esse doppelt so viel Früchte und Gemüse wie andere Speisen

Abbildung 9: Planen von Schwierigkeiten während eines festlichen Anlasses

4.6 Aufrechterhalten von Verhaltensänderungen und Selbstverstärkung

Wie bereits in den letzten Abschnitten erwähnt, sind Verhaltensänderungen dann am erfolgversprechendsten umzusetzen und durchzuhalten, wenn sie auf realistische Ziele fokussieren, die man selbst für wichtig erachtet. Es gilt jedoch: Verhaltensänderungen sind eigentlich immer mit Anstrengung verbunden! Da Sie also Energie in Ihre Veränderungen investieren, sollten Sie sich für Ihre Bemühungen auch belohnen. Psychologen nennen dies, „sich selbst zu verstärken". Der Selbstverstärkung kommt im Rahmen der Gewichtsreduktion und -stabilisierung eine sehr wichtige Rolle zu.

Wie bei den bisherigen Verhaltensänderungen muss auch die Fähigkeit zur Selbstverstärkung trainiert werden. Viele Personen, die eine Gewichtsreduktion durchführen, denken, sie hätten keine Belohnung oder diese nur bei hundertprozentiger Erreichung ihres Ziels verdient. Manchmal bekommen wir schon in der Kindheit zu hören „Eigenlob stinkt" – aber ist dies tatsächlich so?

Häufig stellen wir an uns selbst andere und vor allem höhere Anforderungen, als wir sie an andere Menschen stellen würden. Andere Menschen würden wir bereits für ihre Bemühungen loben. Dies bezeichnet man als „doppelte Buchführung": Mit uns selbst sind wir kritischer als mit anderen Menschen. Das ist jedoch eigentlich unfair. Deshalb empfehlen wir Ihnen, sich selbst – wie andere Menschen auch – offen und ehrlich für konkrete Veränderungen zu verstärken. Loben Sie sich bereits für kleine Änderungsschritte in den Bereichen Ernährung oder Bewegung. Sie könnten sich also beispielsweise dafür loben, zu Beginn Ihrer Gewichtsreduktion an zwei Tagen in der Woche regelmäßig gegessen zu haben oder an zwei Tagen für je 30 Minuten körperlich aktiv gewesen zu sein. Durch gezieltes und regelmäßiges Loben erreichen Sie es, neue Kräfte für den weiteren Weg zur Gewichtsreduktion und -stabilisierung zu mobilisieren.

In Tabelle 6 haben wir einige Beispiele, wie Sie sich selbst verstärken können, zusammengestellt.

Tabelle 6: Selbstverstärkung lernen

Selbstverstärkung	Wofür?	Warum?
Mich täglich loben.	Dafür, dass ich begonnen habe, Gewicht zu reduzieren und damit fortzufahren, auch wenn Schwierigkeiten auftreten.	– Weil es nicht selbstverständlich ist, dass sich jemand seinen Problemen stellt. – Weil es Kraft kostet. – Weil es helfen kann, weiter motiviert zu bleiben und weiterzumachen.
Mir jeden Tag 15 Minuten Auszeit von Selbstvorwürfen gönnen.	Dafür, dass ich nicht aufgebe.	– Weil das ein Menschenrecht ist, das auch für mich gilt.
Mir die neue CD von Herbert Grönemeyer oder „Züri West" kaufen.	Dafür, dass ich diese Woche mein Bewegungsziel erreicht habe.	– Weil ich mich so bei Laune halten kann. – Weil es mir gut tut.
Mit meinem/r Partner/in essen gehen.	Dafür, dass ich diese Woche jeden Tag ein bisschen weniger Fleisch mit Sauce und mehr Gemüse und Salat gegessen habe.	– Weil das uns beiden gut tut. – Weil ich gern esse. – Weil das so bleiben soll. – Weil ich so besser durchhalte.
Mir einen Krimi ausleihen.	Dafür, dass ich diese Woche nicht aufgegeben habe, auch wenn es schwierig war.	– Weil ich mich so entspannen kann und dann nicht darüber nachdenke, was ich alles noch tun muss.

Erweitern Sie die Beispiele in Tabelle 6 um Ihre eigenen Beispiele.

Hierfür können Sie das Arbeitsblatt 9 nutzen, welches Sie im Anhang (vgl. S. 79) finden.

Sollte es Ihnen zunächst schwerfallen, sich selbst zu verstärken bzw. daran zu denken, dann planen Sie auch die Selbstverstärkung fest ein (z. B. sich täglich an einem bestimmten Ort während fünf Minuten loben).

5 Abnehmerfolge stabilisieren

Mit den beschriebenen ersten Schritten zur Gewichtsreduktion und ggf. durch die Einleitung einer multimodalen Verhaltenstherapie hat die Behandlung Ihrer Adipositas begonnen. Wie wir in Kapitel 3 mit wissenschaftlichen Befunden untermauert haben, wird Ihre Gewichtsstabilisierung nach erfolgreicher Gewichtsreduktion jedoch über Jahre, wenn nicht sogar lebenslang weitergeführt werden müssen. Dennoch werden Sie nicht immer alle eingeführten Verhaltensänderungen in den Bereichen Ernährung und Bewegung aufrechterhalten müssen. Vielmehr gilt es, nach dem Erreichen des realistischen Zielgewichts zu prüfen, welche Verhaltensweisen notwendigerweise aufrechterhalten werden müssen, um dieses Zielgewicht weiterhin zu halten, oder welches neue Zielgewicht anzustreben sein kann. Wie auch für die Gewichtsreduktion empfehlen wir Ihnen, für die Bereiche Ernährung und Bewegung Aufrechterhaltungsziele festzulegen.

Wir möchten Sie bereits an dieser Stelle dafür sensibilisieren, dass Rückschläge im Sinne eines Wiederansteigens des reduzierten Gewichts eintreten können. Dies ist jedoch keine Katastrophe! Sie haben während der Gewichtsreduktion zahlreiche Strategien erlernt und Ihr Ernährungs- und Bewegungsverhalten bereits verändern können. Seien Sie sich nun bewusst, dass auch die Gewichtsstabilisierung eine anhaltende Achtsamkeit in diesen Bereichen erfordert. Sie beruht auf einer lebenslangen Veränderung von Ernährungs- und Bewegungsgewohnheiten! Hilfreich kann es daher sein, auch in der langfristigen Gewichtsstabilisierung ein unterstützendes, gezieltes Programm in Anspruch zu nehmen und/oder eigene Strategien zum Umgang mit wieder steigendem Gewicht zu erarbeiten. Auch dafür können Sie diverse bereits beschriebene Strategien nutzen.

6 Was kann ich als Angehöriger tun?

Wenn Sie Angehörige, Kollegen oder Freunde haben, welche unter einem zu hohen Gewicht leiden, dann können Sie diese in der Behandlung und Bewältigung unterstützen. Sie können dabei in den Bereichen Ernährung, Bewegung und Verhalten Hilfestellung leisten. Studien belegen, dass die Unterstützung von Betroffenen durch Freunde und Familie zu einer verbesserten Gewichtsreduktion führt. Wie genau Sie dies tun können, möchten wir in den folgenden Kapiteln aufzeigen.

6.1 Informationen erhalten

Das Wichtigste zuerst: Informieren Sie sich. Sammeln Sie Informationen und Erklärungen über Ursachen und Folgen von Übergewicht und Adipositas sowie typische Beschwerden, die mit der Adipositas einhergehen. Erkennen Sie an, dass sowohl körperliche als auch psychische Faktoren eine wichtige Rolle spielen. Vor allem die Anerkennung psychischer Probleme, die mit der Adipositas einhergehen, spielt eine große Rolle im weiteren Umgang mit der betroffenen Person. Psychische Beschwerden sind von außen – im Gegensatz zum erhöhten Gewicht – nicht so einfach zu erkennen und es kann schwerfallen, diese als Mitbetroffener zu benennen. Gerade die Berücksichtigung psychischer Faktoren im Rahmen von Übergewicht und Adipositas kann Ihnen dabei helfen, Ihre Angehörige bzw. Ihren Angehörigen besser zu verstehen.

Lernen Sie, dass Übergewicht und Adipositas nicht durch Selbstverschulden Ihrer bzw. Ihres Angehörigen entstanden sind. Wie in Kapitel 2 beschrieben, können zahlreiche unterschiedliche Faktoren zur Entstehung und Aufrechterhaltung der Adipositas beitragen. Häufig wirken diese Faktoren zusammen, sodass keine alleinige Ursache identifiziert werden kann. Mögliche Entstehungsfaktoren umfassen biologische, psychische und soziale Aspekte sowie Umgebungsbedingungen. Gleichzeitig möchten wir dabei auch betonen, dass Sie sich selbst keine Schuld zuschreiben. Vielleicht hegen Sie den Gedanken, dass Sie selbst durch frühere Aufmerksamkeit auf das Problem den aktuellen körperlichen und seelischen Zustand Ihrer bzw.

Ihres Angehörigen hätten verhindern können. Die Adipositas ist jedoch multifaktoriell bedingt! Zahlreiche Informationen zu Übergewicht und Adipositas sind in den Kapiteln 1 bis 3 dieses Ratgebers zusammengestellt.

6.2 Unterstützung anbieten

Während das Übergewicht bzw. die Adipositas auf den ersten Blick erkennbar ist, sind es die körperlichen und vor allem die psychischen Faktoren nicht immer. Wir empfehlen Ihnen, aktiv nachzufragen, wie es der betroffenen Person geht, auch mit dem Körpergewicht, damit Sie gezielt Hilfe anbieten können. Oft schämen sich Betroffene wegen ihres Gewichts, leiden unter ihrer Körperfülle und scheuen sich, selbst um Hilfe zu bitten. Manche rechnen gar mit Zurückweisung, wenn sie sich öffnen.

Da die Betroffenen aus den Medien schon mit zahlreichen gut gemeinten Ratschlägen wie „Du musst weniger essen!“ oder „Du musst dich mehr bewegen!“ „versorgt sind“, raten wir davon ab, diese lediglich zu wiederholen. Denn in den meisten Fällen haben die Betroffenen dies selbst verinnerlicht, haben ein negatives Selbstbild oder stigmatisieren sich gar selbst wegen ihres Gewichts (vgl. Kapitel 2.3).

Wichtiger ist es zunächst, der bzw. dem Betroffenen ein offenes Ohr anzubieten, zuzuhören und ihre bzw. seine Sichtweise der Beschwerden wahrzunehmen und anzuerkennen. Bieten Sie im Anschluss Ihre Hilfe direkt an – ohne sich jedoch „aufzudrängen“. Nicht immer wird Ihre Angehörige bzw. Ihr Angehöriger Ihre Hilfsangebote gleich annehmen können und wollen. Nehmen Sie dies wohlwollend auf. Aus bereits genannten Gründen, wie z. B. Scham, kann es eine Zeit dauern, bis Ihre Angehörige bzw. Ihr Angehöriger den Mut und Entschluss fasst, sich von Ihnen Unterstützung zu holen. Es ist verständlich, dass es Sie drängt, eine Gewichtsreduktion Ihrer bzw. Ihres Angehörigen möglichst schnell herbeizuführen, weil Sie sich um ihre bzw. seine Gesundheit sorgen. Jedoch wird durch vermehrten Druck eine Änderung häufig nicht wahrscheinlicher, sondern unwahrscheinlicher. Vielleicht kennen Sie dies aus eigener Erfahrung, z. B. als Sie mit dem Rauchen aufhören wollten. Auch dabei kam der letztliche Veränderungswunsch sicher von Ihnen selbst. Wenn Sie es als hilfreich erachten, dann wiederholen Sie Ihr Unterstützungsangebot von Zeit zu Zeit bzw. machen Sie deutlich, dass Ihr Angebot auch in der Zukunft noch Gültigkeit besitzen wird.

Wichtig ist es zudem, dass Sie selbst, beispielsweise vor dem Hintergrund der mit der Adipositas einhergehenden gesundheitlichen Risiken und psychologischen und sozialen Benachteiligungen, Ihre Sorgen um die Angehörige bzw. den Angehörigen äußern. Teilen Sie ihr bzw. ihm also auch Ihre Befürchtungen mit, möglichst jedoch, ohne Schuldgefühle zu erzeugen.

Wenn Ihre Angehörige bzw. Ihr Angehöriger sich selbst entschieden hat, Ihre Hilfe und Unterstützung in Anspruch zu nehmen, dann suchen Sie ein klärendes Gespräch. Legen Sie gemeinsam fest, wie Sie die Person unterstützen können. Vereinbaren Sie konkrete Ziele und Schritte, wie Ihre Unterstützung aussehen kann. Mögliche Punkte könnten die gemeinsame Suche nach professioneller Hilfe, die Durchführung einer gemeinsamen Ernährungsumstellung oder der Auf- oder Ausbau gemeinsamer sportlicher Aktivitäten sein. Überlegen Sie hierzu auch selbst, wie Sie Ihre eigene Ernährung und Bewegung zu Gunsten eines positiven Einflusses auf Ihr eigenes Gewicht und das Ihrer bzw. Ihres Angehörigen verändern können. Mögliche Ideen hierzu können Ihnen die Kapitel 4 und 5 dieses Ratgebers liefern. Darüber hinaus kann es auch sein, dass Ihre Angehörige bzw. Ihr Angehöriger Ihr „offenes Ohr" sucht und schwierige Situationen im Rahmen ihrer bzw. seiner Gewichtsreduktion und -stabilisierung mit Ihnen besprechen möchte. Oft helfen nämlich andere Sichtweisen dabei, Veränderungsmöglichkeiten zu erkennen. In diesem Fall nehmen Sie die Rolle eines wichtigen Beraters ein.

Wir empfehlen auch, die Schwere verschiedener an Sie herangetragener Probleme angemessen zu achten. Vermeiden Sie es, aktuelle Probleme Ihrer bzw. Ihres Angehörigen beim Abnehmen herunterzuspielen. Versuchen Sie stets, sich in Verständnis zu üben und gemeinsam Wege zur Bewältigung ihrer bzw. seiner Probleme zu finden. Gleichzeitig ist es ratsam, wie bereits erwähnt, plakative Ratschläge zu vermeiden. Ziel ist es somit, für Ihre Angehörige bzw. Ihren Angehörigen individuell passende Wege zur Erreichung ihres bzw. seines realistischen Zielgewichts zu finden.

Nicht zuletzt möchten wir darauf hinweisen, Verhaltensänderungen und Zielerreichungen in der Gewichtsreduktion stets wertzuschätzen. Trauen Sie sich, Lob offen auszusprechen und erlauben Sie es sich, stolz auf Ihre Angehörige bzw. Ihren Angehörigen zu sein. Oftmals fällt es nämlich gerade zu Beginn schwer, Veränderungen angemessen zu belohnen. Sie übernehmen damit eine wichtige Aufgabe, die Motivation Ihrer bzw. Ihres Angehörigen zu steigern, weitere Verhaltensänderungen einzuführen und/oder sie aufrechtzuerhalten.

7 Zum Schluss

Die vorangegangenen Kapitel geben eine kurze Darstellung von wichtigen Prinzipien der multimodalen Verhaltenstherapie. Für einige Menschen kann eine Anwendung dieser Prinzipien bereits ausreichen, um ihr Gewicht zu senken und diese Gewichtsreduktion dauerhaft zu stabilisieren. Für andere Betroffene wird dies jedoch nicht der Fall sein. In diesen Fällen empfiehlt es sich, die Prinzipien zur Gewichtsreduktion zu vertiefen und dauerhaft fortzuführen, indem Sie an einem der Programme teilnehmen, welche in den Leitlinien der Deutschen Adipositas-Gesellschaft als wirksam für die Gewichtsreduktion eingestuft wurden.

Die empfohlenen Programme unterscheiden sich teilweise in ihren Inhalten und im Fokus (z. B. BMI-Zielgruppe, Fokus auf Ernährung oder multimodal zusätzlich auf Bewegung und Verhalten). Derartige professionelle Programme sind z. B. „Ich nehme ab“ der Deutschen Gesellschaft für Ernährung (DGE), „Abnehmen mit Genuss“ der AOK, „Weight Watchers“ als kommerzielles Programm und „Bodymed“ in Arztpraxen als ernährungsorientiertere Programme sowie „M. O. B. I. L. I. S.“ und „Optifast-52“ als multiprofessionelle Programme mit Fokus auf Ernährung, Bewegung und Verhalten. Zahlreiche Informationen zu den Programmen finden Sie im Internet (z. B. unter http://www.adipositas-gesellschaft.de/fileadmin/PDF/Leitlinien/050-001l_S3_Adipositas_Praevention_Therapie_2014-11.pdf, S. 61). Sprechen Sie auch Ihren Hausarzt oder andere Fachärzte auf solche Gewichtsreduktionsprogramme an oder suchen Sie Kontakt zu Ernährungsfachkräften, Bewegungstherapeuten und Psychologen.

Sollten Ihnen darüber hinaus auch psychische Probleme bei einer Gewichtsreduktion im Weg stehen, empfehlen wir, eine ambulante Psychotherapie aufzunehmen. Professionelle psychologische oder ärztliche Psychotherapeuten finden Sie in Deutschland ebenfalls mithilfe des Haus- oder Facharztes, der Krankenkasse oder beispielsweise auch über das Internet (z. B. unter http://www.kbv.de/html/arztsuche.php).

Sollte bei Ihnen der Wunsch nach einer chirurgischen Behandlung Ihrer Adipositas bestehen, möchten wir an dieser Stelle auf Informationen der Deutschen Gesellschaft für Allgemein- und Viszeralchirurgie (DGAV) verweisen (weitere Informationen unter: http://www.dgav.de/studoq/zertifizierungen/adipositas-und-metabolische-chirurgie.html).

Zuletzt möchten wir auf lokale Selbsthilfegruppen hinweisen, welche Sie über das Internet suchen und finden können (vgl. Anhang, S. 65), wenn Sie weitere Unterstützung im eigenen Lebensumfeld wünschen.

Anhang

Zitierte Literatur

Deutsche Adipositas-Gesellschaft (DAG). (2014). *Interdisziplinäre Leitlinie der Qualität S3 zur „Prävention und Therapie der Adipositas“.* Martinsried: Deutsche Adipositas-Gesellschaft (DAG) e.V., Deutsche Diabetes Gesellschaft (DDG), Deutsche Gesellschaft für Ernährung (DGE) e.V., Deutsche Gesellschaft für Ernährungsmedizin (DGEM) e.V. Zugriff am 24.02.2016. Verfügbar unter http://www.adipositas-gesellschaft.de/fileadmin/PDF/Leitlinien/050-001l_S3_Adipositas_Praevention_Therapie_2014-11.pdf

Hilbert, A. & Tuschen-Caffier, B. (2010). *Essanfälle und Adipositas: Ein Manual zur kognitiv-behavioralen Therapie der Binge-Eating-Störung.* Göttingen: Hogrefe.

Munsch, S. & Hilbert, A. (2015). *Übergewicht und Adipositas.* Göttingen: Hogrefe. http://doi.org/10.1026/02566-000

World Health Organization (WHO). (2006). *Obesity and overweight. Fact sheet N°311.* Zugriff am 24.02.2016. Verfügbar unter http://www.who.int/mediacentre/factsheets/fs311/en/

Informative Webseiten

Arbeitsgemeinschaft Adipositas im Kindes- und Jugendalter (AGA):
http://www.aga.adipositas-gesellschaft.de/

Bundesministerium für Bildung und Forschung (BMBF):
http://www.gesundheitsforschung-bmbf.de/_media/BMBF_Adipositas_barrierefrei.pdf

Bundeszentrale für gesundheitliche Aufklärung (BzgA) zum Thema Essstörungen:
http://www.bzga-essstoerungen.de/

Deutsche Adipositas-Gesellschaft (DAG):
http://www.adipositas-gesellschaft.de/

Forum zum offenen Austausch von Betroffenen mit Adipositas:
http://www.forum-adipositas.de/
http://www.adipositas-forum.ch/
http://www.adipositas-shg.at/wbb221/index.php

Informationen zu Selbsthilfegruppen:
http://www.adipositashilfe-forum.de/index.php/Board/113
http://www.adipositas-gesellschaft.de/index.php?id=216
http://www.adipositasverband.de
http://saps.ch/de/home/selbsthilfegruppen
http://www.adipositas-shg.at/index.php?t=3

Österreichische Adipositas Gesellschaft (ÖAG):
http://www.adipositas-austria.org/

Schweizerische Adipositas-Stiftung (SAPS):
http://www.saps.ch/de/

Swiss Society for the Study of Morbid Obesity and Metabolic Disorders (SMOB):
http://www.smob.ch/

Arbeitsblätter

Arbeitsblatt: Pro und Kontra einer Gewichtsreduktion **1**

Pro – für eine Gewichtsreduktion spricht	Kontra – gegen eine Gewichtsreduktion spricht

Arbeitsblatt: Ernährungsprotokoll

Wochentag: ____________________ Datum: ____________________

Situation	Anfang/ Ende	Hunger (1–5)	Stim-mung (1–5)	Nahrungs-menge

Aus Hilbert/Tuschen-Caffier: Essanfälle und Adipositas

Name: ____________________

	Art der Nahrungsmittel/ Getränke	Essanfall (ja/nein)	Kontrollverlust (1–5)	Angst zuzunehmen (1–5)	Gegenmaßnahmen

Anleitung zum Ernährungsprotokoll	
Bitte protokollieren Sie im Ernährungsprotokoll alle Nahrungsmittel und Getränke, die Sie im Laufe eines Tages zu sich nehmen. Füllen Sie das Protokoll möglichst gleich nach dem Essen sorgfältig aus. Das heißt, es empfiehlt sich, das Ernährungsprotokoll im Tagesverlauf verfügbar zu haben. Beginnen Sie jeden Tag eine neue Seite, und tragen Sie oben Wochentag, Datum und Ihren Namen (oder einen Code) ein.	
Situation	Tragen Sie ein, wo und mit wem Sie Nahrungsmittel oder Getränke zu sich genommen haben (z. B. zu Hause in der Küche, allein).
Anfang/Ende	Tragen Sie die Uhrzeit zu Beginn und Ende des Verzehrs ein.
Hunger	Schätzen Sie Ihr Hungergefühl vor dem Verzehr auf einer Skala von 1 = *gar nicht hungrig* bis 5 = *sehr hungrig* ein.
Stimmung	Schätzen Sie Ihre Stimmung vor dem Verzehr auf einer Skala von 1 = *sehr gut* bis 5 = *sehr schlecht* ein.
Nahrungsmenge	Notieren Sie die Menge der Nahrungsmittel und Getränke so genau wie möglich, z. B. Stück, Gramm, Liter.
Art der Nahrungsmittel/ Getränke	Beschreiben Sie möglichst genau die Art der Nahrungsmittel und Getränke, die Sie zu sich genommen haben.
Essanfall	Tragen Sie hier ein, ob es sich aus Ihrer Sicht um einen Essanfall handelte oder nicht (ja/nein).
Kontrollverlust	Schätzen Sie, wie stark Sie das Gefühl hatten, die Kontrolle über Ihr Essverhalten zu verlieren (d. h. nicht mit dem Essen aufhören zu können), auf einer Skala von 1 = *Gefühl vollständiger Kontrolle* bis 5 = *Gefühl völligen Kontrollverlusts* ein.
Angst zuzunehmen	Schätzen Sie ein, wie stark Sie das Gefühl hatten, von dem Verzehr zuzunehmen, und zwar auf einer Skala von 1 = *gar keine Angst zuzunehmen* bis 5 = *sehr starke Angst zuzunehmen.*
Gegenmaßnahmen	Notieren Sie gegebenenfalls Maßnahmen, die Sie ergriffen haben, um einer Gewichtszunahme vorzubeugen oder abzunehmen (z. B. selbst herbeigeführtes Erbrechen, Fasten).

Arbeitsblatt: Was kann ich JETZT verändern? 3

- ☐ **Ernährungsverhalten** ____________________

  ____

  ____

- ☐ **Essverhalten** ____________________

  ____

  ____

- ☐ **Bewegungsverhalten** ____________________

  ____

  ____

- ☐ **Umgang mit Gefühlen (z. B. Traurigkeit, Ängstlichkeit)** ____________________

  ____

  ____

- ☐ **Essen als Belohnung, Drang zu essen** ____________________

  ____

  ____

- ☐ **Umgang mit Impulsen** ____________________

  ____

  ____

- ☐ **Soziale Unterstützung** ____________________

  ____

  ____

Arbeitsblatt: Verhaltensziele zur Veränderung der Ernährung 4

Gesündere Ernährung in der Woche vom ____________ bis ____________

Bisher:	*Jetzt und künftig:*
______________________________	______________________________
______________________________	______________________________
______________________________	______________________________
______________________________	______________________________

Zielerreichung: Wie sicher bin ich mir, dass ich mein Ziel erreiche?

0 % ____ 100 %

______________________________	______________________________
______________________________	______________________________
______________________________	______________________________
______________________________	______________________________

Zielerreichung: Wie sicher bin ich mir, dass ich mein Ziel erreiche?

0 % ____ 100 %

______________________________	______________________________
______________________________	______________________________
______________________________	______________________________
______________________________	______________________________

Zielerreichung: Wie sicher bin ich mir, dass ich mein Ziel erreiche?

0 % ____ 100 %

Arbeitsblatt: Mein ABC-Modell

5

A=Auslöser Welches waren die Auslöser?	*Notfallplan A* Wie kann ich das Risiko reduzieren?
B=Problematisches Verhalten Was war genau das Problemverhalten?	*Notfallplan B* Was kann ich in der Situation tun?
C=Folgen Was waren die Folgen?	*Notfallplan C* Was kann ich gegen die Folgen tun?

Arbeitsblatt: Wochenplan zur Bewegungssteigerung

6

Mehr Bewegung im Alltag	Heute gemacht: Wo, wie oft, wie lange?
Mehr Sport	**Wann gemacht und wie lange?**
Bisherige Bewegung pro Woche im Alltag und beim Sport	**Hinzugewonnene Minuten an Bewegung pro Woche im Alltag und beim Sport**

Arbeitsblatt: „Die Welle reiten lernen“ – Teil 1

7

Wichtigste, zu erwartende Schwierigkeiten oder „lernen, die Welle kommen zu sehen“	Wann? Welches Verhaltensziel wird gefährdet?

Arbeitsblatt: „Die Welle reiten lernen“ – Teil 2

8

Die Welle …	**… reiten lernen! (Vorsorgestrategie)**
Situation: ______	**Ich sorge vor:**
0 % Gelingen/100 % Misslingen: ______ ______ ______ ______	______ ______ ______ ______
20 % Gelingen/80 % Misslingen: ______ ______ ______ ______	______ ______ ______ ______
40 % Gelingen/60 % Misslingen: ______ ______ ______ ______	______ ______ ______ ______

Arbeitsblatt: Selbstverstärkung lernen 9

Selbstverstärkung	Wofür?	Warum?

Buchtipps

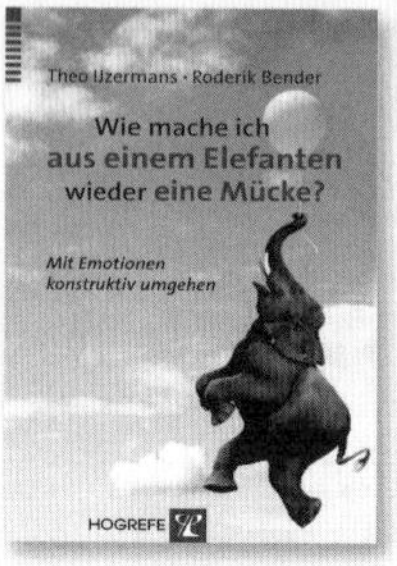

Theo IJzermans /
Roderik Bender

Wie mache ich aus einem Elefanten wieder eine Mücke?

Mit Emotionen konstruktiv umgehen

2013, 155 Seiten,
Kleinformat,
€ 16,95 / CHF 24.50
ISBN 978-3-8017-2476-4
Auch als eBook erhältlich

Die Autoren zeigen in ihrem Ratgeber anhand zahlreicher Beispiele aus der Arbeitswelt, dass man negativen Gefühlen und Gedanken nicht hilflos ausgeliefert ist, sondern selbst dazu beitragen kann, dass aus einem Elefanten wieder eine Mücke wird.

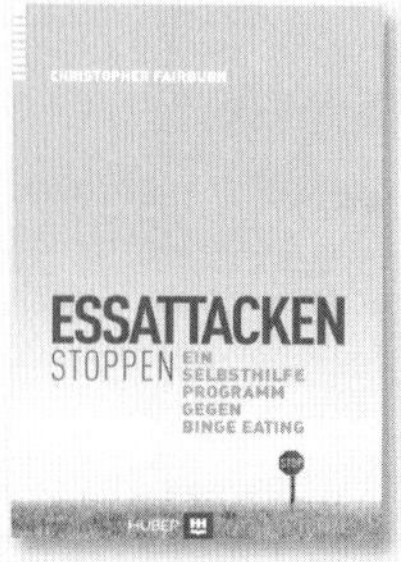

Christopher G. Fairburn

Essattacken stoppen

Ein Selbsthilfeprogramm gegen Binge Eating

3., überarb. Auflage 2013,
260 Seiten,
€ 19,95 / CHF 28.50
ISBN 978-3-456-85334-5
Auch als eBook erhältlich

In Lebenskrisen neigen viele Menschen zu Essattacken. Hemmungsloses Hineinstopfen, Hineinschlingen von Nahrung, regelrechte „Essorgien" lösen aber keine Probleme, sondern werden zu einem Krankheitsbild, das der Behandlung und Therapie bedarf. Binge Eating Disorder (BED) ist eine Essstörung, die immer noch unterschätzt und oft einfach nicht erkannt wird.

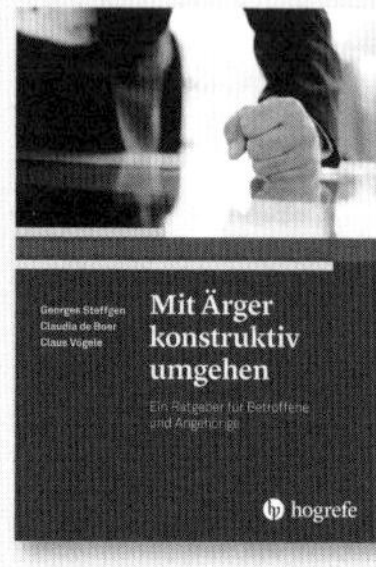

Georges Steffgen /
Claudia de Boer /
Claus Vögele

Mit Ärger konstruktiv umgehen

Ein Ratgeber für Betroffene und Angehörige

(Ratgeber zur Reihe: „Fortschritte der Psychotherapie", Band 34)
2016, 85 Seiten,
Kleinformat,
€ 9,95 / CHF 13.50
ISBN 978-3-8017-2653-9
Auch als eBook erhältlich

Dieser Ratgeber wendet sich an Personen, die sehr häufig intensiven Ärger erleben. Er zeigt anhand von Beispielen und Übungen, wie Ärger sozial verträglich ausgedrückt werden kann.

www.hogrefe.com

hogrefe